Nekibuddin Ahmed

Aumento da fertilidade em vacas mestiças de reprodução repetida

Nekibuddin Ahmed

Aumento da fertilidade em vacas mestiças de reprodução repetida

Dados de base sobre o início dos tratamentos com GnRH baseados em Ovsynch e Ovsynch no sexto dia do ciclo estral

ScienciaScripts

Imprint

Any brand names and product names mentioned in this book are subject to trademark, brand or patent protection and are trademarks or registered trademarks of their respective holders. The use of brand names, product names, common names, trade names, product descriptions etc. even without a particular marking in this work is in no way to be construed to mean that such names may be regarded as unrestricted in respect of trademark and brand protection legislation and could thus be used by anyone.

Cover image: www.ingimage.com

This book is a translation from the original published under ISBN 978-3-659-58985-0.

Publisher:
Sciencia Scripts
is a trademark of
Dodo Books Indian Ocean Ltd. and OmniScriptum S.R.L publishing group

120 High Road, East Finchley, London, N2 9ED, United Kingdom
Str. Armeneasca 28/1, office 1, Chisinau MD-2012, Republic of Moldova, Europe
Printed at: see last page
ISBN: 978-620-7-69044-2

Dedicated to my beloved

Father
(Md. Kofil Uddin Ahmed),

Mother

(Mrs. Rejina Begum)

and

Brother

(Md. Jolil Uddin Ahmed)

For their selfless sacrifices towards my success!!!

Agradecimentos ...

Desde já, tenho uma dívida de gratidão para com o meu Alá Todo-Poderoso, o Papá (Md. Kofil Uddin Ahmed), a Maa (Sra. Rejina Begum) e o Kaka (Md. Jolil Uddin Ahmed) pela sua graça e bênção ao longo de todo o processo, sem cujo amor e orientação não teria conseguido alcançar uma posição tão boa na minha vida.

D. Kathiresan, Reitor, College of Veterinary Sciences & Animal Husbandry, Selesih, Aizawl, Mizoram, pela sua incrível orientação, supervisão incansável e admirável encorajamento durante todo o curso da investigação, ao longo da sua agenda muito preenchida; sem a sua ajuda, não teria conseguido atingir este objetivo. Muito obrigado!

As palavras não são sempre suficientes para exprimir a minha sincera gratidão ao Dr. Fazal Ali Ahmed, Professor e Diretor, e ao Dr. K. Lalrintluanga, Professor Associado do Departamento de Reprodução Animal, Ginecologia e Obstetrícia, pelo seu encorajamento, preocupação e ajuda prestada durante todo o período de estudo e trabalho de investigação.

Estou também muito grato ao membro do comité consultivo, Dr. Prava Mayengbam, Professor Assistente, Departamento de Fisiologia e Bioquímica Veterinária, pela sua extrema ajuda, orientação e cooperação, não só no domínio da investigação, mas também em todos os domínios.

Gostaria de expressar os meus sinceros cumprimentos ao Dr. Jagan Mohanarao Gali, Professor Assistente, ao Dr. M. Ayub Ali, Professor e Chefe do Departamento de Fisiologia e Bioquímica Veterinárias e ao Dr. T.C. Tolenkhomba, Professor Assistente do Departamento de Genética e Criação Animal, pela sua cooperação ativa, sugestões construtivas e apoio desinteressado durante todo o programa de investigação e por terem tornado a minha investigação uma realidade.

Devo os meus sinceros agradecimentos ao Dr. Vanlalhriatpuia, pela sua ajuda constante e desinteressada desde o meu primeiro dia até ao último dia em Mizoram.

Devo o meu sucesso nesta profissão ao Dr. Arif Ahmed, VAS, pela sua constante sugestão, apoio e opinião ao longo da minha vida e só graças a ele pude entrar nesta nobre profissão.

Gostaria de agradecer especialmente ao Dr. Lallawmzuali Ralte, ao Dr. Sameres Das, ao Dr. Thanseia Chhangte, veterinário, Sihphir e ao Dr. B. Lallawmsanga, veterinário, Durtlang, pela sua ajuda desinteressada.

A palavra de agradecimento não é suficiente para exprimir o meu amor e admiração pelo Dr. P.O. Kalita, Dr. Saidur Rahman, Dr. Kalyan Sharma, Dr. Arup Kalita, Dr. Biren Das, Dr. Pragati Hazarika, Dr. Girin Kalita, Dr. P. Roychoudhury, Dr. H. Bayan, Dr. Devajani Deka, Dr.

Probal Doley, Dr. Nasir Ahmed, Dr. T.K. Rajkhowa e todo o pessoal docente assamês do C.V.Sc. & A.H. pela sua inspiração inesgotável e pelo seu sentimento caseiro durante o período de estudo.

O meu vocabulário é insuficiente para exprimir o meu reconhecimento a L. Anandakumar Singh, Hari da, Arup da, Nashir, Das da, Niranjan da, Dijen da, Debojit, Nath da, Anjali ba, Haider e Montaz pelo seu amor e companhia.

É com prazer que exprimo a minha veneração à Sra. Saichhingpuii Sailo, à Sra. Rem Remi, ao Sr. Lalngaihawma e a Hifzur Rahman Laskar (Chotu), que me apoiaram indefinidamente durante todo o processo.

Palavras de admiração são como uma gota de chuva no oceano para os meus amigos íntimos de infância: Dibash Phukon, Dipjyoti Borah, Dipak Reutia, Kiran Pathori, Huntu e aos meus colegas de profissão: Sharmita Doley, Amrit da, Anup Da, Deepshikha ba, Nayan da, H. Kallya, Mujesh da, Kikon, Dilraj, Menalsh, Aniyang, Mehun, Devkanta, Duata, Mwui, Rina, Danima, Miti, Fela, Suhaib, Almas e todos os académicos do PG pela sua deliciosa companhia e adoração durante o meu período de estudo.

Gostaria de expressar a minha sincera gratidão e amor ao meu Dada ji (Tenente Saifuddin Ahmed), Nana (Tenente Parwej Ali), Nani (Tenente Rofikon Nisa), Jethu (Tenente Sofikul Hoque), Dadi, Jethai, Dr. Robin Saikia, Mamã, Mami, Sasa, Sasi, Puna kaka, Amirul kaka, primo, sobrinho, sobrinha, Vinti e a todos pela sua generosidade, carinho e bem-estar sem fim. Robin Saikia, Mamã, Mami, Sasa, Sasi, Puna kaka, Amirul kaka, primo, sobrinho, sobrinha, Vinti e todos os outros pela sua generosidade, pelos seus cuidados incessantes e pelos seus votos de felicidades ao longo da minha vida.

Por último, há muitas mãos conhecidas e desconhecidas que me ajudaram ao longo do trabalho de investigação e às quais gostaria de apresentar a minha sincera gratidão e agradecimento.

ÍNDICE DE CONTEÚDOS

LISTA DE ABREVIATURAS

%	-	Per cent
h	-	Hour(s)
Fig.	-	Figure
i.m.	-	Intramuscular(ly)
ng	-	Nanogram
ml	-	Milliliter
mm	-	Millimeter
DF	-	Dominant follicle(s)
ACL	-	Accessory corpus luteum
CL	-	Corpus luteum
AI	-	Artificial insemination
FTAI	-	Fixed-time artificial insemination
TAI	-	Timed-artificial insemination
µg	-	Microgram
GnRH	-	Gonadotropin releasing hormone
$PGF_{2\alpha}$	-	Prostaglandin $F_{2\alpha}$
CIDR	-	Controlled internal drug release
NS	-	Not significant
SE	-	Standard error

CAPÍTULO -1

INTRODUÇÃO

O sector dos lacticínios é o pilar do crescimento agrícola indiano, uma vez que a Índia é o maior produtor de leite do mundo. Desempenha um papel importante na situação económica da população indiana, incluindo a região nordeste. De acordo com o 19.º Recenseamento da Pecuária da Índia, a população total de bovinos de Mizoram está registada em 43 034, constituindo um dos maiores números de toda a população de gado.

Além disso, Mizoram é um estado montanhoso e quase noventa por cento do estado está coberto de floresta e as pessoas vivem em diferentes colinas. A população deste Estado é constituída por pequenos agricultores que criam um pequeno número de cabeças de gado, principalmente para a produção de leite. Aqui, os agricultores dependem principalmente da recolha de água da chuva para a criação de gado. O êxito do sector leiteiro depende da sustentabilidade da produção de leite que, por sua vez, depende da capacidade de reprodução sustentada dos animais leiteiros.

A reprodução repetida é uma causa importante de diminuição da fertilidade e resulta em perdas económicas na indústria leiteira devido ao aumento dos custos de inseminação, ao aumento do intervalo entre partos e ao aumento da taxa de abate. O problema é mais grave nas zonas suburbanas e rurais do país e a incidência de reprodução repetida nos bovinos varia entre 14 e 27% (Rao 1997). Algumas causas importantes da reprodução repetida são os desequilíbrios genéticos, hormonais e nutricionais, a infeção subclínica do útero e a mortalidade embrionária (Casida 1961; Zemjanis 1963). Além disso, uma vez que Mizoram é um terreno montanhoso, a deteção deficiente e inadequada do cio e a não disponibilidade de instalações de inseminação artificial (IA) ao alcance dos agricultores, que são responsáveis por um momento inadequado de inseminação, também aumentam o problema da reprodução repetida em vacas leiteiras.

A síndrome de reprodução repetida em bovinos deve-se a uma multiplicidade de factores que vão desde deficiências de gestão a defeitos endrocrinológicos. Muitos veterinários de campo estão agora a adotar a sincronização do cio e a reprodução programada para otimizar e manter um elevado grau de eficiência reprodutiva em rebanhos leiteiros de reprodução repetida (Keskin *etal.* 2010), porque as principais causas de reprodução repetida em vacas leiteiras são a ovulação atrasada, a deteção insuficiente do cio, erros no momento da IA devido a negligência do proprietário e erros do inseminador (Roberts 1971; Francos *et al.* 1977).

Vários métodos para sincronizar o cio e a ovulação em bovinos têm sido utilizados para melhorar a taxa de conceção em vacas reprodutoras repetidas com um sucesso limitado (Keskin *et al.* 2010). Os programas tradicionais de sincronização em vacas leiteiras limitam-se ao protocolo de prostaglandina dupla ou à administração de preparações de progestagénio. As principais dificuldades destes protocolos são a variabilidade no tempo até ao cio e à ovulação e/ou a ovulação do oócito envelhecido, o que resulta numa fraca resposta do cio após a sincronização e também numa fraca taxa de conceção. Por conseguinte, foi desenvolvido o protocolo Ovsynch, que sincroniza o cio e a ovulação, para ultrapassar os problemas dos protocolos tradicionais.

O protocolo Ovsynch de sincronização do cio consiste em duas injecções de um análogo da GnRH separadas por uma única administração de PGF2a (Pursley *et al.* 1995), seguidas de um Al em tempo fixo (FTAI) 8-18 horas mais tarde (Pursley *et al.* 1997b). Muitos estudos mostraram que o protocolo Ovsynch pode ser uma estratégia altamente eficaz e económica para melhorar o desempenho reprodutivo em vacas leiteiras de alta produção (Burke *et al.* 1996; Pursley *et al.* 1997a, b; Britt e Gaska 1998). O protocolo Ovsynch induz uma nova onda folicular, o desenvolvimento folicular atempado, a ovulação síncrona e também resulta numa taxa de gravidez aceitável. Kasimanickam *et al.* (2005) utilizaram o protocolo Ovsynch para tratar vacas leiteiras reprodutoras repetidas e registaram uma taxa de conceção de 21%. No entanto, no campo, é provável que o método de sincronização Ovsynch seja utilizado em vacas que podem estar em qualquer fase do ciclo estral, o que resulta em resultados inconsistentes, como cio prematuro, taxa de ovulação reduzida à primeira injeção de GnRH e também taxa de conceção variável à Al cronometrada (Kim *et al.* 2003; Vasconcelos *et al.* 1999).

Muitos estudos também revelaram que a fertilidade em resposta ao Ovsynch é maior quando as vacas tratadas ovulam à primeira injeção de GnRH. Se as vacas não conseguirem ovular à primeira injeção de GnRH, o folículo a partir do qual a ovulação é induzida no final do protocolo de sincronização do momento da ovulação pode ter sofrido uma dominância prolongada (Bruno *et al.* 2014), o que leva à ovulação de um oócito envelhecido e, consequentemente, à redução da qualidade embrionária (Cerri *et al.* 2009) e à diminuição das taxas de gestação para Al (Chebel *et al.* 2006). Por conseguinte, as vacas que iniciam o protocolo Ovsynch durante o início e o meio do diestro (dias 5 a 12 do ciclo estral), quando as concentrações séricas de progesterona são elevadas, têm uma maior taxa de conceção do que as vacas que recebem Ovsynch durante o metestro e o diestro tardio, ou o proestro (Vasconcelos *etal.* 1999). Estudos de ultrassom também revelaram que as vacas têm maior chance de ovular um folículo e criar um novo corpo lúteo acessório (LCA) quando estão no dia 6 ou 7 do ciclo estral quando a primeira injeção de GnRH é dada (Pursley e Martins 2011). Outros estudos ultrassonográficos também revelaram que a sincronização da emergência da onda folicular pode ser alcançada com sucesso através da administração de GnRH no dia 5 ou 6 do ciclo estral, resultando na ovulação da primeira onda DF com a formação deACL em vacas mestiças ciclando (Satheshkumar *etal.* 2008 e 2012).

Em vacas reprodutoras repetidas, o momento em que o embrião entra no útero e sofre a formação de blastocoele (dias 6-8) foi sugerido como sendo um período crítico durante o qual ocorre a morte embrionária (Shelton *et al.* 1990). Desde então, um aumento mais lento do que o normal na concentração de progesterona e uma concentração total de progesterona mais baixa foram relatados em vacas de baixa fertilidade e novilhas reprodutoras repetidas nos primeiros 6 dias após o cio (Shelton *etal.* 1990; Bage *etal.* 2002).

Foram tentados vários tratamentos hormonais para aumentar a taxa de conceção de vacas reprodutoras repetidas através do aumento da concentração plasmática de progesterona durante a fase lútea. Isto pode ser conseguido através da indução da formação de corpos lúteos acessórios, o que pode ser obtido pelo tratamento com GnRH durante uma média de 4-6 dias após a inseminação (Stevenson *et al.* 1993; Sterry *et al.* 2006; Beltran e Vasconcelos 2008). Kulasekar *et al.* (2012) também inferiram que a administração de GnRH no 6º dia após a Al induz a formação de corpo lúteo acessório e melhora a taxa de conceção em vacas mestiças de repetição. Dependendo do estádio de desenvolvimento folicular, o tratamento com análogos da GnRH durante a fase lútea provoca a leutinização ou ovulação dos folículos responsivos existentes na fase lútea, que continuam a crescer após a ovulação do folículo dominante do ciclo anterior e consequentemente aumentam a concentração de progesterona, o que tem sido associado a uma maior taxa de gestação (Stevenson *etal.* 1990; Peters *et al.* 1992; Mann *etal.* 1995; Lopez-Gatius *et al.* 2006). Além disso, foi relatada uma correlação positiva entre a concentração de progesterona durante a fase lútea pré-inseminação e a taxa de conceção (Rosenberg *etal.* 1990)

Especula-se que o início do protocolo Ovsynch com Al cronometrado no sexto dia do ciclo estral ou a combinação deste protocolo Ovsynch com um outro tratamento com GnRH seis dias após a segunda injeção de GnRH do tratamento Ovsynch com Al cronometrado (TAI) pode melhorar a fertilidade em vacas leiteiras mestiças de reprodução repetida. A revisão da literatura revelou que não existe nenhum estudo sobre o efeito do protocolo Ovsynch iniciado no sexto dia do ciclo estral com Al em tempo fixo (FTAI) e o efeito da terceira injeção de GnRH administrada seis dias após a segunda GnRH do protocolo Ovsynch iniciado no sexto dia do ciclo estral em vacas mestiças de reprodução repetida.

Tendo em conta os factos e as informações acima referidos, o presente trabalho foi concebido com os seguintes objectivos

1. Estudar o início, a duração, a intensidade e a percentagem de cio em vacas mestiças de reprodução repetida tratadas com Ovsynch.

2. Estudar a eficácia dos tratamentos com GnRH baseados em Ovsynch e Ovsynch na taxa de conceção em vacas mestiças de reprodução repetida.

3. Estudar o efeito dos tratamentos com GnRH baseados em Ovsynch e Ovsynch no perfil de progesterona em vacas mestiças de reprodução repetida.

CAPÍTULO - 2

REVISÃO DA LITERATURA

Apesar dos vários procedimentos de tratamento, a reprodução repetida em vacas leiteiras parecia ser uma área obscura para os veterinários. Foram estudados vários métodos de sincronização do cio e de FTAI para melhorar a taxa de conceção em vacas leiteiras reprodutoras repetidas. Ovsynch, protocolos relacionados com Ovsynch e tratamento com GnRH pós-AI foram relatados como eficazes em vacas reprodutoras repetidas. Também se interpretou que o início do tratamento com Ovsynch na fase lútea inicial do ciclo estral resultou numa maior taxa de gestação em vacas normais e de reprodução repetida.

2.1 Eficácia da indução de cio tratada com o protocolo Ovsynch em vacas leiteiras:

Vasconcelos *et al.* (1999) avaliaram a influência do dia do ciclo estral em que o protocolo Ovsynch foi iniciado. A falha de ovulação em resposta à injeção inicial de GnRH no protocolo Ovsynch resultou em taxas de gravidez fracas após a inseminação artificial em tempo fixo devido à ovulação assíncrona. Os autores relataram 96 e 89% de ovulação no protocolo Ovsynch iniciada no dia 5-9 do ciclo estral para a primeira e segunda injeção de GnRH, respetivamente. Do mesmo modo, também registaram uma percentagem menor de 54 e 85% de ovulação na primeira e na segunda injeção de GnRH, respetivamente, quando o protocolo Ovsynch foi iniciado entre os dias 10 e 16 do ciclo estral.

Moreira *et al.* (2000) relataram que o estágio em que a sincronização foi iniciada influencia as respostas reprodutivas para a inseminação artificial cronometrada após o protocolo Ovsynch em vacas leiteiras. A presença de um folículo grande no início do protocolo Ovsynch foi relatada como um forte indicador positivo da probabilidade de conceção em bovinos. Com base no estudo, os autores opinaram que a fase lútea precoce (entre o dia 5 e o dia 10 do ciclo estral) era a melhor altura para iniciar o protocolo Ovsynch/TAI para produzir uma maior taxa de gravidez.

O início do protocolo Ovsynch entre os dias 5 e 9 do ciclo estral resultou numa maior eficácia de cada injeção individual, numa maior taxa de sincronização e numa maior taxa de gravidez (Keith *et al.* 2005).

Bello *et al.* (2006) compararam a taxa de indução de LCA nos dias 4, 5, 6, 7 ou 8 do ciclo estral no momento do 1º GnRH do Ovsynch. O intervalo do "dia 6" (referido como G6G) resultou numa percentagem significativamente maior de vacas que ovularam ao 1º GnRH do Ovsynch e induziram ACL em comparação com os outros intervalos. Também registaram que o nível elevado de progesterona no momento da PGF2a teve uma resposta mais elevada à segunda GnRH do Ovsynch do que as vacas com baixa progesterona.

Satheshkumar *et al.* (2008) relataram que a administração de GnRH no dia 5 do ciclo estral em vacas mestiças causou i) ovulação da primeira onda DF com formação de LCA em todos os animais, ii) emergência sincronizada da onda folicular dois dias após a administração de GnRH e iii) dois ciclos de onda foram alterados para ciclos de três ondas.

Um estudo efectuado por Dirandeh *etal.* (2009) também opinou que a injeção de um agonista de GnRH 6 dias após o cio induziu a ovulação da primeira onda de FD, aumentou o número de folículos pequenos e médios após a injeção e pode fazer emergir uma nova onda folicular no ciclo estral.

Keskin *et al.* (2010) também relataram que a resposta ao primeiro GnRH do Ovsynch foi maior em vacas reprodutoras repetidas (70,90%) do que em vacas normais (49,20%). A maior percentagem de resposta ovulatória ao primeiro GnRH do Ovsynch e a maior quantidade de progesterona exógena provavelmente aumentaram o nível de progesterona no momento da injeção de PGF_{2a} em vacas reprodutoras repetidas e o aumento da progesterona sérica durante o período anterior à injeção de PGF_{2a} melhorou a taxa de fertilidade.

O aumento da concentração de progesterona circulante durante o crescimento do folículo ovulatório foi um fator chave para aumentar a fertilidade em vacas leiteiras em lactação. As vacas com maiores concentrações de progesterona na altura da prostaglandina F_{2a} tinham maior probabilidade de gravidez. As vacas tinham mais hipóteses de ovular um folículo e criar um novo LCA quando estavam no dia 6 ou 7 do ciclo estral quando a primeira GnRH foi administrada. Também opinaram que, quando as vacas se encontravam no dia 6 do ciclo estral quando foi iniciada a primeira GnRH do Ovsynch, 97% da primeira onda DF ovulou e formou o LCA. Quando a PGF_{2a} foi administrada 7 dias mais tarde, as vacas que ovularam tinham um CL primário com 13 dias e um ACL com 7 dias. As vacas com ambos os corpos lúteos (CL de 13 dias e ACL de 7 dias) tinham concentrações circulantes de progesterona correspondentemente maiores na altura da administração da PGF_{2Q} do Ovsynch do que as vacas que não receberam GnRH. Assim, a presença de um corpo lúteo acessório jovem durante o Ovsynch teve um impacto positivo na concentração de progesterona antes da inseminação artificial e teve uma maior probabilidade de gravidez (Pursley e Martins 2011).

Recentemente, Satheshkumar *et al.* (2012) opinaram que a sincronização do surgimento da onda folicular poderia ser alcançada com sucesso através da administração de análogo de GnRH no dia 6 do ciclo estral, ovulando a FD da primeira onda folicular em bovinos de raça cruzada. A tecnologia da "Sincronização da Onda Folicular" contribuiu para a concentração óptima de progesterona durante o meio do ciclo e para a alteração do desenvolvimento folicular para um padrão de três ondas, a fim de aumentar a fertilidade. Ele também descobriu que a FD da primeira onda estabeleceu sua dominância e estava na fase de crescimento no dia 6 do ciclo estral, um estágio que era mais previsível e responsivo ao GnRH em vacas mestiças.

Dirandeh (2014) concluiu que o início do protocolo Ovsynch no sexto dia do ciclo estral melhorou a taxa de gravidez em comparação com a utilização do protocolo Ovsynch em fases aleatórias do ciclo estral, devido à maior resposta ovulatória ao primeiro tratamento com GnRH e ao facto de o folículo ovulatório provir de uma nova onda de desenvolvimento folicular induzida pelo primeiro tratamento com GnRH do protocolo Ovsynch.

2.2 Estudos sobre o cio em vacas leiteiras tratadas com Ovsynch:

2.2.1 Sinais de cio:

Roy e Prakash (2009) estudaram os diferentes sinais comportamentais e físicos de cio durante o tratamento Ovsynch em novilhas búfalas Murrah. Observaram que os sinais de cio durante o tratamento eram corrimento de muco (36%), inquietação e alerta (36%), montaria pelo touro (45%), levantamento da cauda (18%), micção frequente (45%), congestão da mucosa vulvar (36%), inchaço da vulva (45%), tónus uterino (54%) e urros (18%).

Arnie *et al.* (2012) relataram os diferentes sinais de cio exibidos por vacas cruzadas no pós-parto como excitação (70%), troca de cauda (50%), movimento lombo-sacral (70%), orelhas eretas (30%), lamber outras vacas (30%), montar em outras vacas (30%), ficar de pé para ser montada (50%), edema vulvar (90%), contração vulvar (90%), hiperemia da mucosa vaginal (90%), descarga de muco cervical (90%), relaxamento cervical (90%) e tónus uterino (90%) durante o tratamento CIDR+Ovsynch.

Nevkar *et al.* (2012) estudaram os diferentes sinais de cio em vacas mestiças tratadas com Ovsynch. Observaram os sinais de cio como excitação (30%), mudança de cauda (70%), movimento lombossacral (60%), orelhas erectas (50%), lamber outras vacas (30%), montar outras vacas (0%), ficar de pé para ser montada (10%), edema vulvar (100%), contracções vulvares (60%), hiperemia da membrana mucosa vaginal (10%), descarga de muco cervical (80%), relaxamento cervical (70%) e tónus uterino (70%).

2.2.2 Hora do início do cio:

Stevenson *et al.* (1999) relataram que o intervalo para o início do cio após a PGF2a foi de 54±13 e 55±4,4 h no Ovsynch 33, em que a segunda GnRH foi administrada 33 h após a PGF2a, e no Ovsynch 48, em que a segunda GnRH foi administrada 48 h após a PGF2a, respetivamente, em vacas Holstein.

Sathiamoorthy e Subramanian (2003) verificaram que o tempo médio total necessário para o início do cio foi de 45,50±5,50 h em vacas cruzadas cíclicas tratadas com o protocolo Ovsynch.

Ravikumar *et al.* (2005) observaram o início do cio em búfalas com subestro no pós-parto tratadas com Ovsynch. Eles relataram que o início do cio após a injeção de PGF_{2a} foi de 48,80±7,74 h no protocolo Ovsynch.

Vijayarajan *et al.* (2009) estudaram o tempo necessário para o início do cio após a injeção de PGF_{2a} em búfalas tratadas com Ovsynch e registaram 51,80±2,49 h.

Vijayarajan *et al.* (2009b) registaram que o intervalo para o início do cio após a injeção de PGF2a foi de 52,10±2,39 (50-60) horas em vacas cruzadas de reprodução repetida tratadas com Ovsynch.

Amle *et al.* (2012) também observaram que o tempo médio necessário para a indução do cio após a injeção de PGF2 em vacas cruzadas pós-parto tratadas com Ovsynch foi de 49,10±1,53 h.

Chaudhary *et al.* (2012a) relataram que o tempo necessário para o início do cio foi de 59,33±4,33 (46-76) h em vacas Holstein Friesian cruzadas cíclicas tratadas com Ovsynch.

Chaudhary *et al.* (2012b) avaliaram o intervalo médio de indução do cio após a injeção de PGF2a em vacas acíclicas Holstein Frísia cruzadas tratadas com Ovsynch e registaram 58,88±2,82 h.

Nevkar *et al.* (2012) também registaram que o intervalo médio de exibição do cio a partir da injeção de PGF_{2a} foi de 50,90±2,66 h em vacas cruzadas pós-parto tratadas com Ovsynch.

Ergene (2013) tratou vacas Holstein de reprodução repetida com o protocolo Ovsynch e registou o tempo de início do cio como 1,12 ± 0,23 dias.

Biradar *et al.* (2014) trataram 8 búfalas reprodutoras repetidas com o protocolo Ovsynch e obtiveram o tempo de início do estro dentro de 48-72 h após a injeção de PGF .2a

Um estudo realizado por Kundalkar *et al.* (2014) revelou que o tempo médio necessário para o início do cio foi de 44,99±2,50 h após a injeção de PGF_{2a} em búfalas pós-parto tratadas com Ovsynch.

Savalia *et al.* (2014) estudaram o início do cio em 10 búfalas em anestro e verificaram que o intervalo para o início do cio foi de 70,67±6,15 h no protocolo Ovsynch.

Velladurai *et al.* (2014) avaliaram o padrão de cio durante o protocolo Ovsynch em vacas leiteiras pós-parto (entre o dia 35-50 pós-parto) e relataram que o intervalo médio entre a injeção de PGF2a e o início do cio induzido foi de 47,97±2,65 h.

2.2.3 Duração do cio:

A duração média do cio em vacas leiteiras é de 18 horas (Roberts 1971; Hafez e Hafez 2000).

Krishnakumar *et al.* (2008) referiram que a duração média do cio em vacas cruzadas de reprodução repetida que sofriam de perturbações ovulatórias era de 28,90±0,41 h.

Das *et al.* (2009) registaram a duração do cio em vacas reprodutoras repetidas como 25,20±1,72, 33,27±1,56 e 18,90±1,05 h em casos anovulatórios, ovulatórios retardados e ovulatórios normais, respetivamente.

Selvaraju *et al.* (2009) referiram que a duração do cio foi de 29,25±0,70 h em vacas reprodutoras repetidas.

Vijayarajan *et al.* (2009) observaram que a duração do cio em búfalas não tratadas, tratadas com dupla PGF2a+GnRH 33 h e dupla PGF2a+GnRH 48 h era de 21,00±0,91, 19,60±0,79 e 18,60±1,23 h, respetivamente.

Amle *et al.* (2012) observaram que a duração do cio em vacas cruzadas pós-parto tratadas com Ovsynch+CIDR foi de 18,60±0,37 h.

Bhat e Bhattacharyya (2012) estudaram a duração do cio em vacas Jersey de raça cruzada repetida e registaram 26,33±2,20, 34,43±3,67 e 18,43±0,48 h em casos anovulatórios, ovulatórios retardados e ovulação normal, respetivamente.

Nevkar *et al.* (2012) opinaram que a duração do cio em vacas mestiças pós-parto tratadas com Ovsynch foi de 20,40±1,30 h.

Thorat *et al.* (2012) afirmaram que a duração do cio em búfalas Marathwadi em anestro pós-parto tratadas com Ovsynch foi de 11,25±0,73 h.

Velladurai *et al.* (2014) compararam a duração do cio entre vacas leiteiras tratadas com Ovsynch e não tratadas e registaram a mesma em 29,84±0,67 e 28,78±0,67 h, respetivamente. Eles também opinaram que a diferença foi significativa entre vacas tratadas com Ovsynch e não tratadas (P<0,05).

2.2.4 Intensidade do cio:

Ravikumar *et al.* (2005) estudaram a intensidade do cio após o protocolo Ovsynch em búfalas em subestro pós-parto e classificaram-no como intenso (16,67%), intermédio (66,66%) e fraco (16,67%).

Chaudhari *et al.* (2010) induziram o cio em 18 novilhas Kankrej com anestro verdadeiro e registaram a intensidade do cio como fraca, normal e intensa em 22,22, 50,00 e 27,28 por cento, respetivamente.

Além disso, Bhoraniya *et al.* (2012) avaliaram a intensidade do cio em vacas Kankrej com anestro pós-parto após o tratamento com Ovsynch como proeminente (33,33%), moderada (50,00%) e fraca (16,67%).

Chaudhary *et al.* (2012a) registaram a intensidade do cio em vacas Holstein Friesian cruzadas cíclicas. Observaram que 58,33, 33,33 e 8,33 por cento exibiam uma intensidade de cio proeminente, moderada e fraca, respetivamente, após o tratamento com Ovsynch.

Chaudhary *et al.* (2012b) também classificaram a intensidade do cio após o protocolo Ovsynch em vacas acíclicas cruzadas Holstein Frísia como proeminente, moderada e fraca e registaram o mesmo em 50,00, 41,67 e 8,33% das vacas, respetivamente.

Nevkar eta/. (2012) observou cios intensos, intermédios e fracos em 50,00, 30,00 e 20,00 por cento, respetivamente, em vacas pós-parto de raça cruzada tratadas com o protocolo Ovsynch.

Alyas *et al.* (2013) registaram a intensidade do cio em búfalas com anestro pós-parto após o protocolo Ovsynch como intensa (16,67%), intermédia (50,00%) e fraca (33,33%). Também registaram o mesmo para o protocolo Ovsynch+CIDR como 33,33, 50,00 e 16,67 por cento, respetivamente.

Ramana *et al.* (2013) observaram a intensidade do cio após a sincronização do cio com base na PGF2a e encontraram uma intensidade de cio fraca (9,10%), normal (90,90%) e intensa (0,00%) em vacas Ongole.

Velladurai *et al.* (2014) também compararam a percentagem de vacas que apresentaram diferentes intensidades de cio entre vacas leiteiras tratadas com Ovsynch e não tratadas. Verificaram que 50,00, 37,50 e 12,50 por cento das vacas apresentavam cios intensos, intermédios e fracos nas vacas tratadas com Ovsynch e que os valores correspondentes para as vacas não tratadas eram de 25,00, 37,50 e 12,50 por cento, respetivamente.

2.2.5 Percentagem de resposta ao cio:

Kasimanickam *et al.* (2005) observaram uma resposta de cio relativamente baixa de 17,70 por cento após o tratamento com Ovsynch em vacas Holstein cíclicas em lactação de reprodutores repetidos.

Ravikumar *et al.* (2005) estudaram a resposta ao cio após o tratamento com Ovsynch em búfalas com subestros no pós-parto e a resposta foi de 41,66%.

Cirit *et al.* (2007) encontraram 44,40% de resposta ao cio em vacas Holstein Friesian tratadas com Ovsynch.

Vijayarajan *et al.* (2009a) registaram que a resposta ao cio após a injeção de PGF2a foi de 100,00 por cento em novilhas cruzadas tratadas com Ovsynch.

Vijayarajan *et al.* (2009b) registaram 100% de resposta ao cio em vacas cruzadas de reprodução repetida após tratamento com Ovsynch.

Chaikhun *et al.* (2010) obtiveram 100,00 por cento de resposta ao cio em novilhas e vacas búfalas do pântano tratadas com o protocolo Ovsynch.

Bhoraniya *et al.* (2012) realizaram um estudo em vacas anestésicas pós-parto tratadas com o protocolo Ovsynch e obtiveram uma resposta de indução de cio de 100,00 por cento.

Também foi registada uma resposta de cêntimos por cento de cio em búfalas pós-parto tratadas com o protocolo Ovsynch (Navrange *etal.* 2012).

Nevkar *et al.* (2012) obtiveram 70,00 por cento de resposta ao estro após o protocolo Ovsynch em vacas mestiças pós-parto.

Thorat *et al.* (2012) obtiveram 87,50% de resposta ao cio em búfalas Marathwadi com anestro pós-parto durante o tratamento com Ovsynch.

Alyas *et al.* (2013) avaliaram a eficácia do protocolo Ovsynch e registaram uma resposta de 100% de cio em búfalas com anestro pós-parto.

Caraba e Velicevici (2013) encontraram 63,00 por cento de resposta ao cio em vacas leiteiras tratadas com Ovsynch.

Ergene (2013) obteve 91,60 por cento de resposta ao cio durante o tratamento Ovsynch no seu estudo em vacas Holstein de reprodução repetida.

Biradar *et al.* (2014) também observaram 100,00 por cento de resposta de estro em búfalas não descritivas de repetição de reprodução durante o tratamento Ovsynch.

Savalia *et al.* (2014) registaram que a resposta ao cio em vacas búfalas em anoestro tratadas com o protocolo Ovsynch foi de 80,00 por cento.

Velladurai *et al.* (2014) também avaliaram o padrão de cio durante o protocolo Ovsynch em vacas leiteiras pós-parto e obtiveram uma resposta de cio de 100,00%.

2.2.6 Incidência de cio prematuro:

DeJarnette *etal.* (2001) verificou que a incidência de cio prematuro antes da injeção de PGF2a do protocolo Ovsynch era de 5,00 por cento.

Gabor *et al.* (2002) referiram que a incidência de cio prematuro era de 11-14% quando se utilizava o protocolo Ovsynch.

Kim *et al.* (2003) obtiveram 12,90 por cento de incidência de cio prematuro durante o protocolo Ovsynch em vacas Holstein em lactação.

No entanto, Navrange *et al.* (2012) relataram 0,00 por cento de incidência de cio prematuro entre o dia O e 7 do tratamento Ovsynch em vacas búfalas pós-parto em condições de campo.

Mais uma vez, Kundalkar *et al.* (2014) observaram que a incidência de cio prematuro entre a injeção de GnRH (dia 0) e de PGF_{2a} (dia 7) durante o protocolo Ovsynch foi de 12,50% em búfalas pós-parto.

2.3 Estudos sobre a taxa de conceção:

2.3.1 Efeito do tratamento com GnRH em diferentes dias de pós Al:

Vinitchaikul *etal.* (2007) investigaram o efeito da administração de GnRH no dia 5 e 11 pós-Al em vacas Holstein Frísia e obtiveram uma taxa de conceção de 25,53 e 23,26 por cento, respetivamente.

Vadhanakul *et al.* (2008) relataram a eficácia da administração de 10 pg de GnRH i.m. no dia 12 pós-Al em 92 vacas Holstein Friesian cruzadas. A taxa de conceção registada após o tratamento foi de 55,56%.

A taxa de conceção foi determinada em vacas tratadas com GnRH no dia 12 pós-Al após a sincronização do cio com base em dose dupla de PGF2a (Yildiz *etal.* 2009). Obtiveram uma taxa de conceção de 77,70 por cento após o diagnóstico de gravidez pela técnica de ultrassonografia de modo B.

Umpapol *et al.* (2010) realizaram um estudo sobre o efeito do tratamento com GnRH no dia 5 pós-Al em novilhas e vacas cruzadas Holstein Friesian após 2 injecções de sincronização do cio com base em PGF2a e registaram uma taxa de conceção de 87,50 e 75,00 por cento, respetivamente.

Mais uma vez, Khoramian *et al.* (2011) compararam a eficácia da injeção de GnRH no dia 5-6 após a inseminação em vacas leiteiras Holstein de raça repetida. O diagnóstico de gravidez foi efectuado no dia 45 após a IA e verificaram uma taxa de conceção de 26,90 por cento.

Ergene (2012) também determinou a eficácia da injeção de GnRH no dia 12 após Al em 15 vacas Holstein reprodutoras repetidas e obteve 20,00 por cento de taxa de conceção.

Kulasekar *et al.* (2012) avaliaram a eficácia do análogo de GnRH no 6º dia após Al para combater a deficiência luteal através de ACL para aumentar a fertilidade em 15 vacas cruzadas de reprodução repetida e obtiveram uma taxa de conceção de 53,30%.

Jaswal e Singh (2013) também trataram as vacas leiteiras normais com 10,5 pg de injeção análoga de GnRH nos dias 5 e 12 pós-Al e obtiveram uma taxa de conceção de 58,34 e 67,69 por cento, respetivamente.

Dirandeh *et al.* (2014) determinaram o efeito da injeção de GnRH nos dias 6 (G6) e 12 (G12) após Al em vacas leiteiras Holstein na estação quente. Registaram a taxa de conceção após os tratamentos G6 e G12 como 22,60 e 20,00 por cento aos 32 dias após Al e 22,00 e 19,00 por cento aos 60 dias após Al, respetivamente.

More *et al.* (2014) também experimentaram a injeção de GnRH no 5º dia pós-Al em vacas Deoni reprodutoras repetidas e obtiveram uma taxa de conceção superior de 62,50%.

2.3.2 Efeito do tratamento Ovsynch:

Vacas leiteiras e novilhas em lactação foram tratadas com o protocolo Ovsynch, ou seja, tratamento com GnRH - PGF2a- GnRH e FTAI 16-20 h após a segunda injeção de GnRH (Pursley *et al* 1997b). Obtiveram uma taxa de conceção de 37,80 e 35,10 por cento, respetivamente, para as vacas e novilhas tratadas.

Geary e Whittier (1998) avaliaram a eficácia do protocolo Ovsynch em vacas de carne multíparas e obtiveram uma taxa de conceção de 57,00 por cento.

Yamada *et al.* (1999) também examinaram o efeito do protocolo Ovsynch na taxa de conceção em vacas leiteiras Holstein Friesian e encontraram 53,60% de taxa de conceção.

Moreira *et al.* (2000) estudaram a eficácia do início do protocolo Ovsynch em diferentes dias do ciclo estral, tendo o protocolo Ovsynch/TAI sido iniciado no dia 2 (grupo do dia 2), no dia 5 (grupo do dia 5), no dia 10 (grupo do dia 10), no dia 15 (grupo do dia 15) e no dia 18 (grupo do dia 18) após a ovulação e registaram taxas de gestação de 40,00, 20,00, 75,00, 0,00 e 60,00 por cento, respetivamente. Também interpretaram que o início do Ovsynch no início da fase lútea, ou seja, entre os dias 5 e 10 do ciclo estral, resultou numa maior taxa de gravidez.

Mais uma vez, Kim *et al.* (2003) submeteram 34 vacas Holstein em lactação a um protocolo Ovsynch que incluía a injeção de GnRH (dia 1), PGF2a (dia 7), GnRH (dia 9) e Al (dia 10). Após o Al, obtiveram uma taxa de conceção de 20,60 por cento no diagnóstico de gravidez.

Kawate *et al.* (2004) avaliaram a eficácia do tratamento Ovsynch para o TAI em 38 vacas de carne japonesas pretas amamentadas no pós-parto. Avaliaram que a taxa de conceção após o tratamento foi de 47,70%.

Kasimanickam *et al.* (2005) avaliaram a taxa de conceção do protocolo Ovsynch em 62 vacas reprodutoras repetidas e registaram uma média de 21,00 por cento de taxa de conceção.

Celik *et al.* (2009) estudaram a eficácia do protocolo Ovsynch em onze vacas leiteiras Holstein de reprodução repetida e obtiveram uma taxa de gestação de 27,20% após um tempo fixo de Al.

Roy e Prakash (2009) efectuaram um estudo para avaliar a eficácia do tratamento Ovsynch em 11 novilhas búfalas reprodutoras repetidas durante a época de verão. Obtiveram uma taxa de conceção global de 45,45% após o tratamento com Ovsynch.

Vijayarajan *et al.* (2009a) também submeteram 10 novilhas cruzadas ao tratamento Ovsynch e obtiveram uma taxa de conceção ao primeiro serviço de 20,00, uma taxa de conceção ao segundo serviço de 37,50 e uma taxa de conceção global de 50,00 por cento.

Mais uma vez, Vijayarajan *et al.* (2009b) sincronizaram a ovulação com o tratamento Ovsynch em 10 vacas mestiças de reprodução repetida, utilizando a hormona libertadora de gonadotropina (GnRH) e a prostaglandina F2a (PGF2a) e os animais foram inseminados numa altura fixa. Obtiveram uma taxa de conceção no primeiro serviço de 50,00 por cento e uma taxa de conceção global no segundo serviço de 60,00 por cento.

Rajagopal *etal.* (2011) registaram que a eficácia do protocolo Ovsynch na taxa de conceção em 12 vacas cruzadas de reprodução repetida sem endometrite subclínica, defeitos anatómicos e outras condições patológicas foi de 66,67%.

Ali *et al.* (2012) trataram 6 vacas Sahiwal pós-parto amamentadas com o protocolo Ovsynch e obtiveram uma taxa de conceção de 40,00 por cento após o fim do tratamento.

Bhoraniya *et al.* (2012a) também utilizaram o tratamento Ovsynch em vacas Kankrej com anestro pós-parto e obtiveram uma taxa de conceção no primeiro serviço de 33,33%.

Navrange *et al.* (2012) também encontraram uma taxa de conceção no primeiro serviço após o tratamento Ovsynch em búfalas pós-parto de 41,66%.

Ergene (2013) também realizou uma experiência em vacas Holstein de reprodução repetida com o protocolo Ovsynch e encontrou uma taxa de conceção de 36,30% após o tratamento.

Biradar *et al.* (2014) avaliaram a eficácia do protocolo Ovsynch sobre a fertilidade em vacas búfalas não descritivas de reprodutores repetidos. Eles obtiveram a taxa de conceção de

50,00 por cento após o tratamento Ovsynch.

Dirandeh (2014) comparou a fertilidade em vacas usando um protocolo Ovsynch começando no dia 6 (06) do primeiro ciclo estral pós-parto e comparou-o com um protocolo Ovsynch iniciado em fases aleatórias do ciclo estral durante o stress térmico. Ele avaliou a taxa de prenhez aos 60 ± 3 dias após o TAI para 06 e Ovsynch como 28,90 e 23,20%, respetivamente.

Gupta *et al.* (2014) efectuaram o tratamento Ovsynch em 20 vacas reprodutoras repetidas que não apresentavam qualquer anomalia grave no exame clínico-ginecológico e obtiveram uma taxa de conceção de 75,00 por cento após o tratamento.

Ravikumar *et al.* (2014) avaliaram a eficácia do protocolo Ovsynch em 12 vacas leiteiras cruzadas de reprodução repetida e obtiveram uma taxa de conceção de 66,67% após o tratamento Ovsynch.

Singh *et al.* (2014) aplicaram o tratamento GnRH - PGF_{2a} - GnRH em vacas cruzadas de reprodução repetida e obtiveram uma taxa de conceção de 63,63% após o tratamento.

Patel *et al.* (2014) verificaram que a taxa de conceção no primeiro serviço foi de 30,00 por cento em vacas Kankrej em anestro pós-parto após tratamento com Ovsynch.

Velladurai *et al.* (2014) afirmaram que a taxa de conceção no primeiro serviço após o tratamento com Ovsynch em vacas leiteiras pós-parto foi de 37,50%.

2.3.3 Efeito do tratamento com GnRH após Ovsynch:

Willard *et al.* (2003) avaliaram a taxa de conceção em vacas Holstein tratadas com GnRH no dia 5 (GnRH-D5) e no dia 11 (GnRH-D11) após a sincronização do cio com Ovsynch. Verificaram que a taxa de conceção após GnRH-D5 e GnRH-D11 foi de 32,00 e 38,00 por cento, respetivamente.

Bartolomé *et al.* (2005) também experimentaram o tratamento com GnRH no dia 5 pós-AI em 214 vacas leiteiras em lactação após a sincronização da ovulação com base em Presynch-Ovsynch e registaram 47,70 e 39,30 por cento de taxa de conceção nos dias 27 e 55 pós-inseminação, respetivamente.

Mais uma vez, Howard *et al.* (2006) determinaram o efeito da administração de GnRH exógena 5 dias após a AI em vacas Holstein tratadas com o protocolo Ovsynch e obtiveram uma taxa de conceção de 26,70% por exame rectal no dia 40 após a AI.

Sterry *et al.* (2006) trataram vacas em lactação não cíclicas com GnRH 5 dias após o TAI para melhorar a fertilidade. Observaram o resultado da interação tratamento com GnRH x estado de ciclicidade em que a prenhez per AI para vacas não cíclicas foi de 45,50%.

Campanile *et al.* (2007) investigaram o efeito do tratamento com GnRH no dia 5 após a AI em búfalas italianas do Mediterrâneo sincronizadas com o protocolo Ovsynch. Revelaram que a taxa de conceção foi de 63,00 e 52,00 por cento nos dias 26 e 40, respetivamente, após a AI, com a ajuda da ultrassonografia.

Gaja *et al.* (2008) avaliaram o desempenho reprodutivo de vacas pretas japonesas após a 3ª injeção de análogo de GnRH administrada no 6º dia após a 2ª GnRH do tratamento Ovsynch (grupo I), a 3ª injeção de GnRH no 6º dia após a 2ª GnRH do tratamento Ovsynch + CIDR (grupo II) e a injeção de soro fisiológico no 6º dia após a 2ª GnRH do tratamento Ovsynch (controlo) e obtiveram 80,00, 58,80 e 57,10% de taxa de gestação, respetivamente. No entanto, não houve diferença na taxa de conceção entre os grupos de tratamento.

Keskin *etal.* (2010) estudaram o protocolo Ovsynch à base de progesterona para melhorar a fertilidade na fase aleatória do ciclo estral e foi administrada uma GnRH adicional sete dias após o AI em vacas reprodutoras repetidas. Registaram a taxa de conceção em vacas reprodutoras repetidas como 44,00 por cento no dia 31 e 40,60 por cento no dia 62 após AI.

Yilmazbas-Mecitoglu *et al.* (2012) determinaram o efeito da injeção adicional de GnRH no dia 7 após AI, depois do protocolo Ovsynch baseado em progesterona, e registaram uma taxa de conceção de 46,20% aos 31 dias após AI.

Sawarkar *et al.* (2014) realizaram um estudo em 8 búfalas cíclicas normais com o protocolo Ovsynch e também com acetato de buserelina 10pg (GnRH) no 13º e 14º dia após a inseminação. Eles encontraram a taxa de conceção do primeiro serviço após o tratamento como 25,00 por cento.

2.4 Eficácia do tratamento com GnRH pós-AI na formação de corpo lúteo acessório:

Rusbridge *et al.* (1992) relataram que a administração de um GnRH sintético no dia 6 pós-AI poderia induzir a formação de um LCA em 75,00 por cento das novilhas.

Schmitt *et al.* (1996) avaliaram a eficácia do tratamento com GnRH no dia 5 do ciclo estral e obtiveram uma incidência de 93,00 por cento de ACL e um aumento da concentração de progesterona entre os dias 11 e 16 após o tratamento em vacas e novilhas Holstein.

Willard *et al.* (2003) observaram o efeito do tratamento com GnRH no dia 5 pós-AI após o protocolo Ovsynch. Registaram um aumento da concentração sérica de progesterona entre os dias 11 e 17 após a inseminação devido à indução da ovulação do folículo dominante da primeira onda, formando assim o LCA.

Howard *et al.* (2006) determinaram o efeito da administração de GnRH 5 dias após a inseminação artificial baseada em Ovsynch e obtiveram um corpo lúteo acessório em todos os animais, enquanto os animais tratados com solução salina não tiveram nenhum corpo lúteo acessório.

Gaja *et al.* (2008) também avaliaram o efeito de uma 3ª injeção de GnRH administrada seis dias após a 2ª GnRH do Ovsynch em vacas pretas japonesas e registaram a formação de ACL após a administração do 3° análogo de GnRH no dia 6.

Kulasekar *et al.* (2012) avaliaram a eficácia do análogo de GnRH no sexto dia após a AI para combater a deficiência lútea através da formação de ACL para aumentar a fertilidade em 15 vacas cruzadas de reprodução repetida. A formação de ACL foi evidente no exame ultrassonográfico em todos os animais tratados. Também opinaram que a administração de GnRH no 6° dia após AI induziu a formação de ACL e melhorou a taxa de conceção em vacas cruzadas de reprodução repetida.

Além disso, Watane *et al.* (2014) opinaram que o tratamento com GnRH no sexto dia do ciclo estral resulta na formação de corpo lúteo acessório (ACL) e no aumento da taxa de conceção em vacas mestiças de reprodução repetida.

2.5 Estudos sobre o perfil da progesterona:

2.5.1 Efeito do tratamento com GnRH pós-AI:

Beltran e Vasconcelos (2008) observaram o efeito do tratamento com GnRH no dia 5 pós-AI em vacas Holstein em lactação e registaram a concentração de progesterona nos dias 5, 7 e 12 pós-AI como 2,5±0,44, 4,2±0,44 e 6,9±0,44 ng/ml, respetivamente.

Kaygusuzoglu *etal.* (2010) avaliaram o efeito do tratamento com GnRH no dia 7 pós-AI no perfil de progesterona em novilhas adultas. Registaram a concentração de progesterona no dia 0 (AI) e 12 pós-AI como 0,52±0,31 e 2,24±0,67 ng/ml em novilhas prenhes e os valores correspondentes para as novilhas não prenhes foram 0,46±0,14 e 1,62±0,75 ng/ml, respetivamente.

Umpapol *et al.* (2010) também avaliaram o efeito da injeção de GnRH no dia 5 pós-AI após sincronização de cio com base em PGF2a dupla em novilhas e vacas leiteiras cruzadas da raça Holstein Frísia. Eles encontraram os valores de progesterona no sangue nos dias 0, 5, 11, 17 e 24 como 0,14±0,02, 1,06±0,20, 4,62±0,16, 6,70±0,28 e 5,80±0,24 ng/ml respetivamente para novilhas. Os valores correspondentes para as vacas foram 0,18±0,03, 1,24±0,32, 4,20±0,42, 6,60±0,39 e 5,78±0,46 ng/ml, respetivamente.

Mais uma vez, Ataman *et al.* (2011) avaliaram o efeito da injeção de GnRH no 12° dia no nível plasmático de progesterona após sincronização de cio com base em PGF2a dupla

(Grupo A) e GnRH - PGF2a (Grupo B) em vacas pardas suíças em lactação. Registaram a concentração de progesterona no dia 0 e 12 pós-AI como 0,25±0,05 e 6,85±0,45 ng/ml em vacas prenhes e 0,21±0,07 e 5,67±1,47 ng/ml em vacas não prenhes do Grupo A. Os valores correspondentes para o Grupo B foram 0,23±0,04 e 6,94±0,46 ng/ml em vacas prenhes e 0,27±0,08 e 7,75±1,16 ng/ml em vacas não prenhes, respetivamente.

Ergene (2012) comparou o efeito da injeção de GnRH no dia 12 após a AI (Grupo 1) com vacas que não receberam qualquer tratamento (controlo) em vacas reprodutoras repetidas. Registaram que a concentração sérica de progesterona para o Grupo 1 nos dias 12 e 19 após a AI foi de 8,03±1,92 e 8,25±2,41 ng/ml, respetivamente. Os valores correspondentes para o controlo foram 5,58±0,94 e 3,22±0,53 ng/ml, respetivamente.

Krishnakumar e Chandrahasan (2012) induziram o cio com 25 mg de PGF2a por via intramuscular no dia 10 do ciclo estral e trataram com agonista de GnRH no dia 5 após a inseminação em vacas reprodutoras repetidas. Registaram que a concentração de progesterona nos dias 10 e 16 após a inseminação foi significativamente mais elevada.

Mehni *et al.* (2012) avaliaram o perfil de progesterona sérica entre vacas Holstein tratadas com GnRH (Grupo 1) e vacas Holstein tratadas com solução salina fisiológica (controlo) nos dias 5 e 13 após o AI. Obtiveram uma concentração de progesterona sérica no dia 0 e 13 após a AI para o Grupo 1 de 0,31 e 5,69 ng/ml e os valores correspondentes para o controlo foram de 0,22 e 3,26 ng/ml, respetivamente.

2.5.2 Efeito do tratamento Ovsynch:

Vasconcelos *et al.* (1999) registaram a concentração de progesterona durante o protocolo Ovsynch iniciado no dia 5-9 do ciclo estral e obtiveram os mesmos valores de 2,0±0,2, 3,6±0,2 e 0,4±0,1 ng/ml no momento da primeira injeção de GnRH, PGF2a e segunda injeção de GnRH, respetivamente.

de Araujo Berber *et al.* (2002) avaliaram a concentração de progesterona durante o protocolo Ovsynch em vacas búfalas no pós-parto nos dias 0, 7 e 9 como 4,34±3,16, 3,17±3,0 e 0,31±0,44 ng/ml, respetivamente.

Sathiamoorthy e Subramanian (2003) obtiveram a concentração média de progesterona durante o protocolo Ovsynch de 3,76±0,57, 4,97±0,53 e 0,23±0,05 ng/ml nos dias 0, 7 e 10, respetivamente.

Bello *et al.* (2006) registaram o perfil de progesterona sérica durante o protocolo Ovsynch e obtiveram 3,0±0,5 e 3,8±0,5 ng/ml nos dias 0 e 7, respetivamente.

El-Zarkouny (2010) obteve as diferentes concentrações do nível sérico de progesterona durante o protocolo Ovsynch em novilhas leiteiras como 1,8±0,5, 3,2±0,6 e 1,7±0,4 ng/ml no dia 0 (1º GnRH), 7 (PGF$_{2a}$) e 9 (2º GnRH) respetivamente.

Martins *et al.* (2011) concluíram que a maior concentração de progesterona no momento da PGF2a foi associada a maior probabilidade de luteólise após o tratamento com PGF2a e maior fertilidade com o protocolo Ovsynch em vacas leiteiras lactantes.

Bhoraniya *et al.* (2012a) avaliaram a concentração de progesterona no plasma em diferentes dias de tratamento com Ovsynch e após a inseminação em vacas leiteiras Kankrej no pós-parto. Obtiveram um nível de progesterona plasmática de 0,35±0,25, 5,65±2,35, 0,23±0,13 e 3,20±0,10 ng/ml nos dias 0, 7, 9/11 (AI) e 20 após AI, respetivamente, em vacas concebidas. Os valores correspondentes para as vacas não concebidas foram 1,72±0,75, 5,75±1,75, 0,70±0,29 e 2,04±1,07 ng/ml, respetivamente.

Novamente, Chaudhary *et al.* (2012a) avaliaram o nível de progesterona plasmática nos dias 0, 7, 9/10 (AI) do tratamento e no dia 12 pós-AI em vacas Holstein Friesian cruzadas cíclicas concebidas do protocolo Ovsynch como 2,88±0,48, 4,07±0,34, 0,48±0,09 e 5,92±0.43 ng/ml, respetivamente, e os valores correspondentes para vacas não concebidas foram 2,45±0,66, 3,80±0,40, 0,63±0,13 e 4,57±0,79 ng/ml, respetivamente, com a progesterona plasmática média de 2,67±0,40, 3,93±0,25, 0,55±0,08 e 5,24±0,47 ng/ml, respetivamente.

Chaudhary *et al.* (2012b) também trataram vacas cruzadas Holstein Friesian acíclicas com o protocolo Ovsynch e registaram que o nível médio de progesterona plasmática nos dias 0, 7, 9/10 (AI) após o tratamento e no dia 12 após AI em vacas concebidas foi de 0,78±0,49, 4,18±0,57, 0,25±0,08 e 5,05±0,44 ng/ml, respetivamente. Os valores correspondentes para vacas não concebidas do mesmo grupo foram 0,73±0,22, 4,89±0,17, 0,56±0,17 e 5,95±0,23 ng/ml, sendo o nível médio global de progesterona plasmática de 0,75±0,21, 4,65±0,23, 0,46±0,12 e 5,65±0,24 ng/ml, respetivamente. O nível de progesterona plasmática nos dias 0 e 9/10 (AI) foi significativamente mais baixo do que no dia 7 do tratamento e no dia 12 pós-AI, tanto no grupo concebido como no não concebido e no grupo agrupado.

Um estudo de Hammam *et al.* (2012) também registou o nível de progesterona sérica de quinze vacas cruzadas (BaladixAbundance) durante o protocolo Ovsynch. Eles obtiveram o nível sérico de progesterona como 1,86±0,44 ng/ml no dia 0, 1,05±0,20 ng/ml no dia 4, 8,88±2,62 ng/ml no dia 7, 1,17±0,29 ng/ml no dia 10 e 17,05±5,23 ng/ml no dia 12.

Wiltbank *et al.* (2012) observaram que a concentração de progesterona perto do momento da AI estava abaixo de um valor crítico, que parecia ser de cerca de 0,4 ng/ml durante o tratamento do tipo Ovsynch, no qual a ovulação antes da FTAI foi induzida com GnRH. Eles observaram que mesmo um pequeno aumento na progesterona perto do momento do AI resultou em fertilidade reduzida.

Patel *et al.* (2014) também avaliaram o perfil de progesterona plasmática durante e após o AI em vacas cruzadas em anestro pós-parto tratadas com Ovsynch nos dias 0, 7, 9/10 após o tratamento e no dia 21 após o AI como 0.28±0,06, 2,98±0,93, 0,48±0,19 e 8,06±1,16 ng/ml, respetivamente, em vacas concebidas e 0,32±0,07, 3,82±1,35, 0,52±0,30 e 1,24±0,71 ng/ml, respetivamente, em vacas não concebidas. Houve uma variação significativa na progesterona plasmática entre os períodos do protocolo (P<0,05).

A concentração de progesterona sérica foi analisada em cada um dos dias do protocolo Ovsynch em 12 vacas leiteiras cruzadas de reprodução repetida (Ravikumar *et al.* 2014) e foi registada como 1,247±0,212, 2,721±0,376, 0,416±0,249 e 0,677±0,080 ng/ml no dia 1 (GnRH), 7 (PGF2a), 9 (GnRH) e 10 (AI) do protocolo Ovsynch, respetivamente.

Mais uma vez, Savalia *et al.* (2014) observaram a concentração plasmática de progesterona após o tratamento com Ovsynch em vacas búfalas em anestro no pós-parto. Obtiveram o mesmo nos dias 0, 7, 9/10 (AI) após o tratamento e 21 após AI como 0,76±0,57, 1,60±0,50, 0,10±0,01 e 4,87±0,48 ng/ml, respetivamente, em vacas concebidas. Os valores correspondentes para vacas não concebidas foram 0,44±0,21, 1,25±0,05, 0,20±0,07 e 0,28±0,12 ng/ml, sendo o nível médio global de progesterona no plasma de 0,56±0,23, 1,39±0,18, 0,16±0,05 e 2,00±0,86 ng/ml, respetivamente.

2.5.3 Efeito do tratamento com GnRH após Ovsynch:

Kerbler *et al.* (1997) afirmaram que a produção de interferon-x, capaz de impedir a secreção luteolítica de PGF2a por embriões bovinos, tendia a ser maior no dia 18, quando a concentração de progesterona havia aumentado em resposta à indução de um corpo lúteo acessório.

Willard *et al.* (2003) avaliaram o nível de progesterona em vacas Holstein tratadas com GnRH no dia 5 (GnRH-D5) e no dia 11 (GnRH-D11) após o tratamento com Ovsynch. Registaram o nível de progesterona no grupo GnRH-D5 nos dias 5, 11 e 17 após AI como 1,5±0,1, 5,2±0,2 e 6,1±0,4 ng/ml e os valores correspondentes para GnRH-D11 foram 2,0±0,2, 4,9±0,3 e 6,2±0,3 ng/ml, respetivamente.

Howard *et al.* (2006) determinaram o efeito da administração de GnRH no nível sérico de progesterona no dia 5 após a AI usando o protocolo Ovsynch. Eles encontraram o nível no dia 5 e no dia 13 após a AI como 1,6±0,5 e 5,2±0,5 ng/ml, respetivamente. Contudo, não encontraram qualquer diferença estatística no valor da progesterona entre os grupos de tratamento e de controlo.

Gaja *et al.* (2008) estimaram o nível plasmático de progesterona na 3ª administração de GnRH em simultâneo com o tratamento baseado em Ovsynch no dia 6. Registaram que a concentração média de progesterona era mais elevada nas vacas do grupo Ovsynch + GnRH que tinham o LCA. Além disso, a concentração de progesterona no grupo Ovsynch + GnRH foi significativamente mais elevada nos dias 11, 12, 17 e 18. O aumento da concentração de progesterona no grupo Ovsynch + GnRH deveu-se ao aumento da área da secção transversal do tecido luteal que resultou da formação do LCA.

Mais uma vez, Sterry *et al.* (2009) compararam o nível de progesterona entre vacas anovulares tratadas com GnRH no dia 4 após a IAT e o controlo que não recebeu qualquer tratamento após a IAT. Registaram que a concentração de progesterona nas vacas tratadas no dia 4 e no dia 11 após a IAT era de 1,17±0,13 e 5,29±0,38 ng/ml, respetivamente. Os valores correspondentes para o controlo foram 1,11±0,08 e 4,9±0,27 ng/ml, respetivamente. O perfil da progesterona não diferiu estatisticamente entre os grupos de tratamento e de controlo.

CAPÍTULO - 3

MATERIAIS E MÉTODOS

3.1 Local de trabalho:

Mizoram é um estado sem litoral no nordeste da Índia, cuja parte sul partilha 722 quilómetros de fronteiras internacionais com Myanmar e Bangladesh e a parte norte partilha fronteiras internas com Manipur, Assam e Tripura. Estende-se de 21°56'N a 24°31'N e de 92°16'E a 93°26'E.

O presente trabalho foi efectuado no Department of Animal Reproduction, Gynaecology and Obstetrics, College of Veterinary Sciences and Animal Husbandry, Central Agricultural University, Selesih, Aizawl, Mizoram e nas aldeias de Durtlang, Lungdai, Selesih e Sihphir do distrito de Aizawl, Mizoram, Índia.

3.2 Animais de laboratório:

Vinte e quatro vacas mestiças, aparentemente saudáveis, que não conseguiram conceber após três ou mais inseminações artificiais consecutivas após o parto, foram seleccionadas para o estudo. Todas as vacas seleccionadas tinham entre quatro e sete anos de idade. As vacas foram submetidas a um exame gineco-clínico completo duas vezes, com um intervalo de dez dias, na altura da seleção. As vacas que apresentavam um corpo lúteo ao exame rectal e sem anomalias palpáveis do trato genital foram confirmadas como animais cíclicos e utilizadas para o estudo. Todas as vacas experimentais foram mantidas em condições normais de alimentação e maneio, de acordo com a produção de leite durante o estudo.

3.3 Período de estudo:

O estudo foi realizado durante oito meses, de novembro de 2014 a junho de 2015.

3.4 Desenho experimental:

Todas as vacas seleccionadas foram divididas aleatoriamente e em partes iguais em quatro grupos experimentais, nomeadamente o grupo I (grupo de controlo) e os grupos II, III e IV (grupos de tratamento).

3.4.1 Diferentes regimes de tratamento:

Todas as vacas foram divididas em 4 grupos, com 6 vacas em cada grupo.

3.4.1.1 Grupo I:

As vacas do Grupo I foram observadas quanto aos sinais de cio e a AI foi efectuada durante o cio observado, segundo a regra AM/PM. Este grupo serviu de controlo.

3.4.1.2 Grupo II:

As vacas do Grupo II foram observadas para detetar sinais de cio e a AI foi efectuada durante o cio observado, segundo a regra AM/PM. Além disso, as vacas foram injectadas com uma dose de 10 pg ou 2,5 ml de análogo de GnRH (acetato de buserelina, Gynarich®, Intas Pharmaceutical Ltd., Ahmedabad, Índia) (Fig. 3.3) i.m. no dia 6 após o cio.

3.4.1.3 Grupo III:

No grupo III, todas as vacas foram observadas quanto à presença de cio e depois tratadas com o protocolo Ovsynch, tal como descrito por Pursley *et al.* (1995), que consistia na injeção i.m. de 10 pg ou 2,5 ml de análogo de GnRH no dia 0, 500 pg ou 2 ml de análogo de PGF2a (Cloprostenol, Pragma™, Intas Pharmaceutical Ltd, Ahmedabad, Índia) (Fig. 3.3) sete dias depois (dia 7), outros 10 pg ou 2,5 ml de análogo de GnRH 48 horas após a injeção de PGF2a (dia 9) e inseminação artificial cronometrada (TAI) às 16-18h após a segunda injeção de GnRH (dia 10).

O tratamento de sincronização foi iniciado no sexto dia do ciclo estral após a deteção do estro nas vacas experimentais e esse dia foi considerado como o dia 0 para o grupo de tratamento.

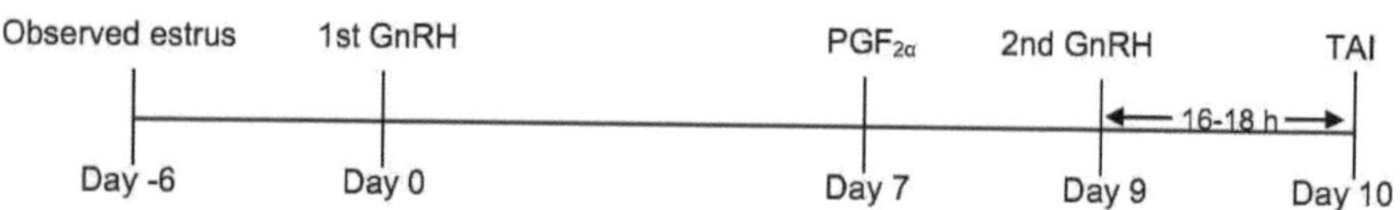

3.4.1.4 Grupo IV:

A sincronização do cio com o protocolo Ovsynch no grupo IV também foi iniciada no sexto dia do ciclo estral, tal como no grupo III, após a deteção do cio nas vacas experimentais, tendo esse dia sido considerado como o dia 0 para o grupo de tratamento.

Além disso, estas vacas cruzadas de reprodução repetida foram injectadas com uma terceira dose de 10 pg ou 2,5 ml de análogo de GnRH i.m. no dia 6 após o segundo tratamento com GnRH do Ovsynch.

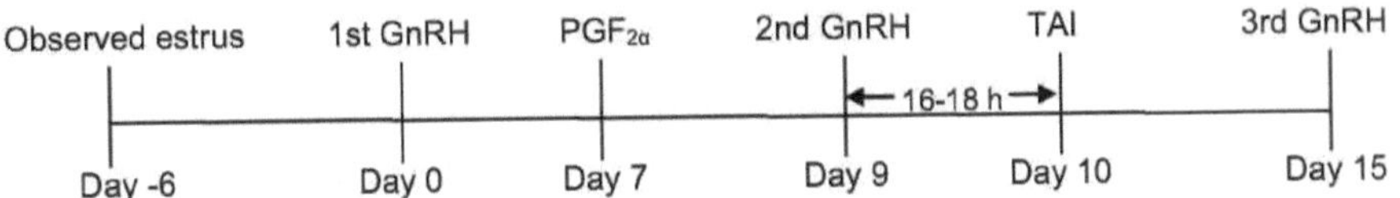

3.5 Determinação da resposta ao cio:

Todas as vacas experimentais foram observadas de perto durante o período de tratamento para detetar a ocorrência de cio. O cio foi detectado com base em exames comportamentais, físicos e ginecológicos. O exame ginecológico foi efectuado 24 horas após a injeção de PGF2a e depois de 12 em 12 horas para confirmar o cio nas vacas cruzadas dos grupos III e IV.

3.5.1 Início do cio:

O início do cio foi calculado em horas (h) a partir do momento da administração de PGF2a até ao momento do aparecimento dos primeiros sinais de cio nos grupos III e IV.

3.5.2 Duração do cio:

A duração do cio foi calculada a partir do momento do aparecimento dos primeiros sinais de cio até ao momento do desaparecimento dos sinais de cio, em horas (h).

3.5.3 Intensidade do cio:

A intensidade do cio foi avaliada com base no cartão de pontuação descrito por Rao e Rao (1981) em novilhas cruzadas, com ligeiras modificações, uma vez que as vacas não foram soltas devido às condições do terreno montanhoso das aldeias (Fig. 3.1). Os pormenores do cartão de pontuação são apresentados a seguir.

Cartão de pontuação

S. No.	Parameters	Points		
1.	**Behavioural changes**			5
	a. Restlessness and alertness	1		
	b. Homosexuality	1		
	c. Tail raising	1		
	d. Bellowing	1		
	e. Off feed	1		
2.	**Physiological changes**			5
	a. Vulval edema and congestion		2	
	• High	2		
	• Moderate	1		
	• No edema and congestion	0		
	b. Urination		1	
	c. Genital discharge		2	
	• Large volume (copious), ropy	2		
	• Moderate volume, stringy	1		
	• Less volume/no mucus	0		
3.	**Gynaecological observations**			5
	a. Fern pattern		2	
	• Typical fern pattern	2		
	• Atypical fern pattern	1		
	b. Cervical relaxation		1	
	c. Uterine tonicity		2	
	• High	2		
	• Moderate	1		
	• No tone	0		
	Total		15	

Based on the above score card, the intensity of estrus was classified as follows.

Intense	:	**10-15 points**
Intermediate	:	**5-10 points**
Weak	:	**0-5 points**

3.5.4 Percentagem de resposta ao cio:

A resposta ao cio em percentagem foi calculada como o número de vacas que expressaram cio dividido pelo número de vacas tratadas em cada grupo e multiplicado por 100. Também foi observada a incidência de cio prematuro, se existente, entre as primeiras injecções de GnRH e PGF$_{2a}$ do protocolo Ovsynch nos grupos III e IV.

3.6 Criação:

Todas as vacas pertencentes aos grupos I e II foram criadas artificialmente durante o cio observado, segundo a regra AM/PM. As vacas pertencentes aos grupos III e IV foram criadas por inseminação artificial temporizada (IAT) 16-18 h após a segunda injeção de GnRH do protocolo Ovsynch. Para a inseminação, foi utilizado sémen de boa qualidade, congelado e descongelado, de raça cruzada Holstein Frísia, fornecido pelo Department of Animal Husbandry, Mizoram.

3.7 Taxa de conceção:

Todas as vacas dos quatro grupos foram observadas quanto à ausência de sinais externos de cio após o AI e a gravidez foi confirmada por exame rectal no 45º dia após o AI. A taxa de conceção foi calculada como o número de vacas concebidas ao AI dividido pelo número de vacas tratadas em cada grupo experimental, multiplicado por 100 e expresso em percentagem.

3.8 A observação ultra-sonográfica de o varia:

A observação ultra-sonográfica dos ovários foi realizada para avaliar a presença de grandes folículos no momento do início do protocolo Ovsynch e ACL sete dias após a primeira injeção de GnRH do protocolo Ovsynch nos ovários de uma vaca reprodutora repetida do grupo IV pelo sistema de ultrassom esaote MyLab ™ 40 VET (Holanda) com uma sonda de transdutor retal de 7,5 MHz (Fig. 3.5). Uma vez que o equipamento estava disponível na fase final do estudo, a observação foi tentada numa única vaca.

3.5 Perfil da progesterona sérica:

As amostras de sangue foram colhidas por punção da veia jugular externa com uma agulha estéril de calibre 18 e uma seringa de plástico descartável no momento do início do Ovsynch (dia 0), da injeção de PGF_{2a} (dia 7), da IAT (dia 10) e no dia 12 após a IAT dos grupos III e IV. Também foram colhidas amostras de sangue no momento da AI e no 12.º dia após a AI nos grupos I (grupo de controlo) e II.

O soro foi separado após a colheita de sangue por centrifugação a 3000 rpm durante 15 minutos. As amostras de soro colhidas foram transferidas para frascos de soro devidamente rotulados e armazenados a -80°C para o ensaio da progesterona sérica numa data futura.

O nível de progesterona sérica foi analisado a partir das amostras de todos os grupos utilizando um kit ELISA comercial (apêndice) no Departamento de Fisiologia e Bioquímica Veterinárias, Faculdade de Ciências Veterinárias e Criação de Animais, Universidade Agrícola Central, Selesih, Aizawl (Fig. 3.4).

3.6 Análise estatística:

Os dados foram submetidos à análise estatística conforme Snedecor e Cochran (1994) e utilizando o software SPSS® versão 17.0.

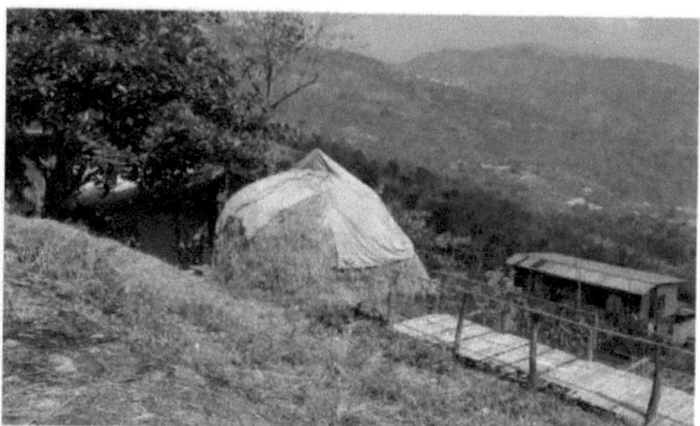

Fig. 3.1 Uma exploração leiteira no terreno montanhoso de Mizoram

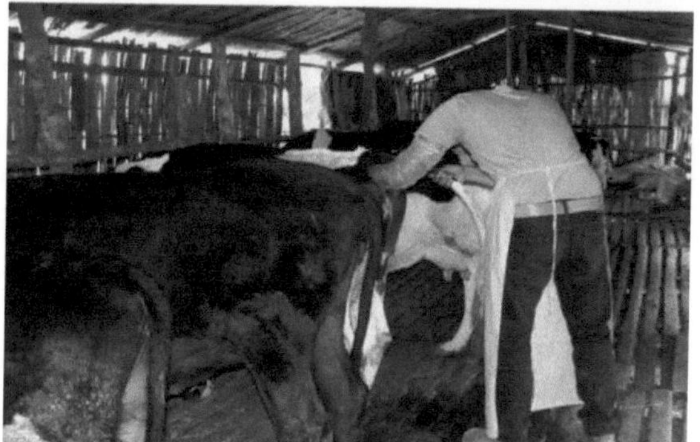

Fig. 3.2 Uma exploração leiteira típica de Mizo

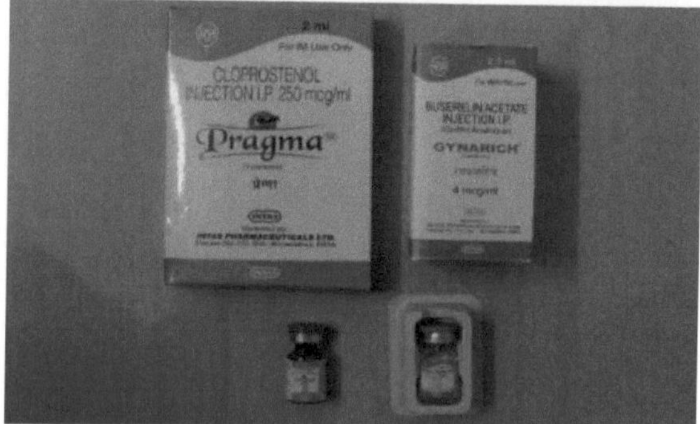

Fig. 3.3 Hormonas utilizadas no estudo

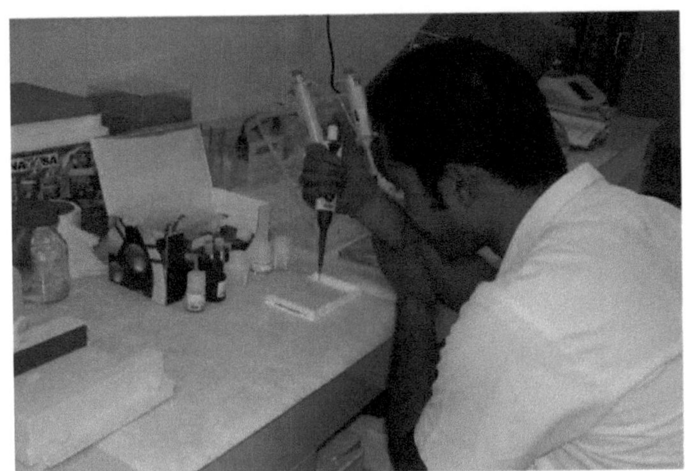

Fig. 3.4 Estimativa da progesterona

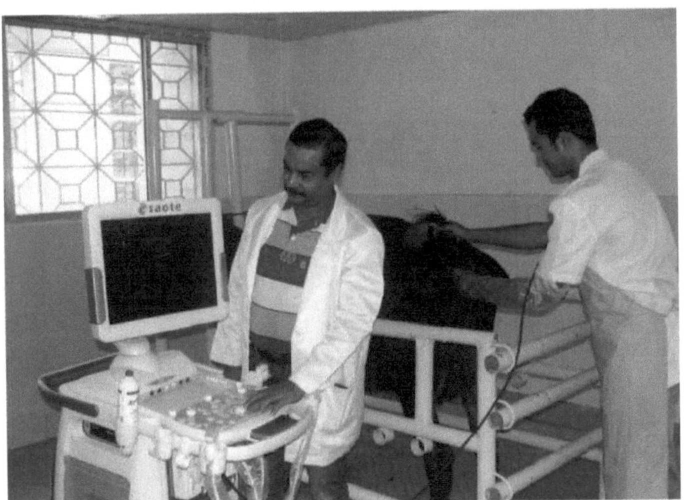

Fig. 3.5 Observação ultra-sonográfica em vaca

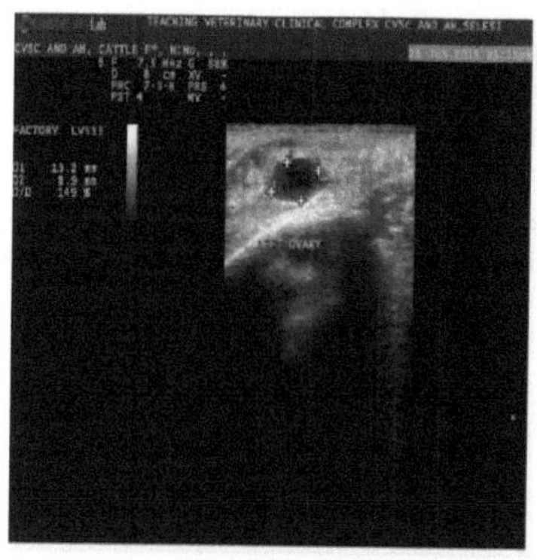
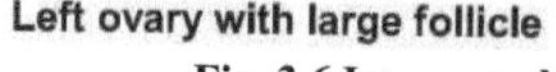
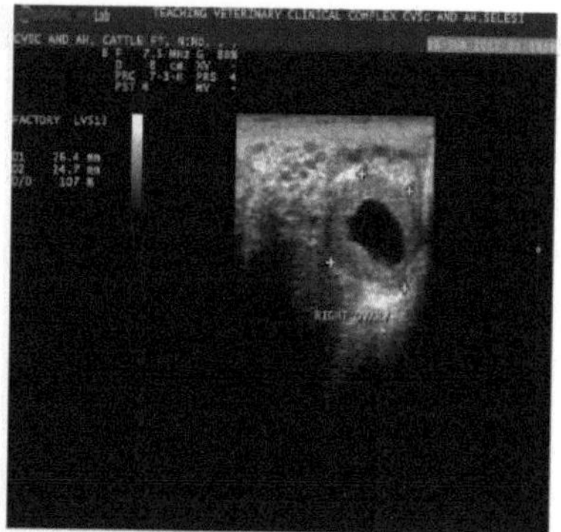

Left ovary with large follicle   **Right ovary with CL having central cavity**

Fig. 3.6 Imagens ultra-sonográficas no sexto dia do ciclo estral

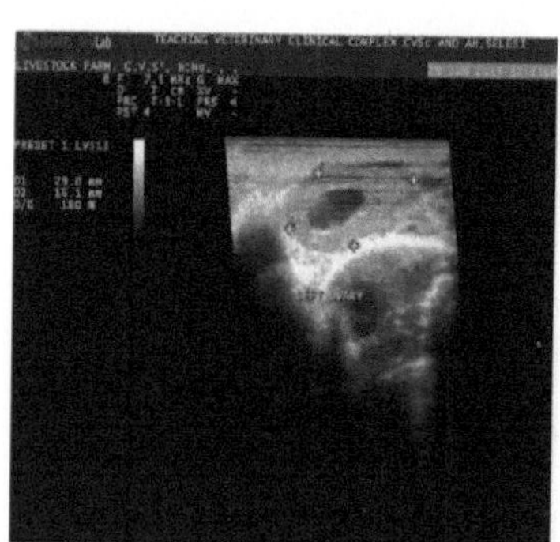
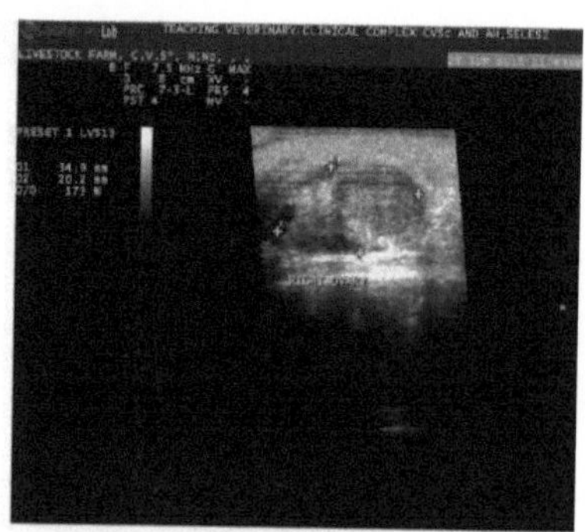

Left ovary with accessory CL   **Right ovary with spontaneous CL**

Fig. 3.7 Imagens ultra-sonográficas no sétimo dia após o tratamento com GnRH

RESULTADOS

O início, a duração e a intensidade do cio, a taxa de conceção e o perfil de progesterona em vacas cruzadas reprodutoras repetidas foram estudados após tratamentos com GnRH baseados em Ovsynch e Ovsynch, iniciados no sexto dia do ciclo estral. Os resultados são apresentados sob a forma de quadros e figuras.

4.1 Resposta ao estro:

Foram observados diferentes sinais de cio visíveis em todas as vacas cruzadas, de manhã e à noite. A deteção do cio foi feita através da observação de sinais característicos do cio, como edema vulvar, congestão da mucosa vulvar e vaginal (Fig. 4.1), corrimento de muco (Fig. 4.2), micção frequente ou intermitente, urros, inquietação e alerta, comportamento homossexual como cheirar outras vacas. Após a injeção de PGF_{2a} , o início, a duração e a intensidade do cio foram registados em vacas reprodutoras repetidas dos grupos III e IV. Nas vacas dos grupos I e II, a intensidade e a duração do cio foram registadas durante o cio natural.

4.1.1 Início do cio induzido:

No presente estudo, o intervalo médio (±SE) para o início do cio após a injeção de PGF2a nos grupos III e IV foi de 48,750±0,713 (46,50-51,25) e 51,472±1,989 (46,58-60,25) h, respetivamente (Tabela 4.1 e Fig. 4.3). O teste de significância (teste f) do início do cio revelou que não houve diferença significativa entre os grupos de tratamento III e IV.

4.1.2 Duração do cio:

A duração média (±SE) do cio natural nos grupos I (controlo) e II foi de 22,042±0,949 (18,50-25,00) e 21,458±1,100 (18,50-25.50) h, respetivamente; enquanto a duração do estro induzido em vacas cruzadas de reprodução repetida que receberam tratamentos com GnRH baseados em Ovsynch e Ovsynch, ou seja, os grupos III e IV, foi de 21,083±0,787 (19,25-24,50) e 20,070±0,863 (16,6722,50) h, respetivamente. Os valores médios da duração do cio dos diferentes grupos são apresentados na Tabela 4.2 e também representados na Fig. 4.4. A análise de variância da duração do cio revelou que não houve diferença significativa entre os grupos.

4.1.3 Intensidade do cio:

No presente estudo, a intensidade do cio em vacas cruzadas de reprodução repetida foi classificada como intensa, intermédia e fraca e a percentagem de incidência é apresentada na

Tabela 4.3 e na Fig. 4.5. A percentagem de vacas cruzadas de reprodução repetida que apresentaram intensidade de cio intensa, intermédia e fraca foi de 16,67, 50,00 e 33,33 no grupo I, 33,33, 33,33 e 33,33 no grupo II, 16,67, 66,67 e 16,67 no grupo III e 33,33, 50,00 e 16,67 no grupo IV, respetivamente. No presente estudo, verificou-se que a incidência de intensidade de cio intermédia era mais elevada.

4.1.4 Percentagem de resposta ao cio:

No presente estudo, o tratamento com Ovsynch foi iniciado no sexto dia do ciclo estral e todas as vacas tratadas com Ovsynch (100,00 por cento) responderam aos tratamentos e a percentagem de resposta ao cio para os grupos III e IV é apresentada na Tabela 4.4 e na Fig. 4.6. Nenhuma das vacas (0,00 por cento) apresentou a incidência de cio prematuro nos grupos III e IV.

4.2 Incidência de corpo lúteo acessório na primeira injeção de GnRH do tratamento Ovsynch:

No presente estudo, verificou-se que a incidência de formação de corpo lúteo acessório na primeira injeção de GnRH do tratamento com Ovsynch era de cem por cento nos grupos III e IV. A incidência de indução de corpo lúteo acessório é apresentada na Tabela 4.5 e na Fig. 4.7.

4.3 Taxa de apresentação de inseminação artificial:

O AI cronometrado foi seguido para os grupos III e IV, pelo que a taxa de apresentação de AI para ambos os grupos foi de 100% no presente estudo (Tabela 4.6 e Fig. 4.8).

4.4 Taxa de conceção:

O diagnóstico de gravidez foi feito por exame rectal no dia 45 pós-AI em todos os grupos. A taxa de conceção foi calculada como a percentagem de vacas concebidas até à inseminação em cada grupo. Neste estudo, a taxa de conceção foi de 0,00 (0/6), 16,67 (1/6), 50,00 (3/6) e 50,00 (3/6) nos grupos I (controlo), II (tratamento com GnRH no dia 6 após o cio), III (Ovsynch) e IV (tratamento com GnRH baseado em Ovsynch), respetivamente. A taxa de conceção para todos os grupos é apresentada na Tabela 4.7 e na Fig. 4.9. Os valores do qui-quadrado mostraram que a taxa de conceção dos grupos III e IV foi significativamente mais elevada do que a dos grupos I e II.

4.5 Incidência de corpo lúteo acessório após injeção de GnRH pós-AI nos grupos II e IV:

No presente estudo, todas as vacas reprodutoras repetidas dos grupos II e IV foram tratadas com GnRH no dia 6 após o estro e no dia 6 após a segunda injeção de GnRH do protocolo Ovsych, respetivamente. Todas as vacas reprodutoras repetidas tratadas foram examinadas por via transrectal no 12.º dia após o estro para detetar a presença de corpo lúteo acessório.

Foi registada uma incidência de cem por cento (100,00) de formação de corpo lúteo acessório tanto no grupo II como no grupo IV após Al. A incidência de corpo lúteo acessório é apresentada na Tabela 4.8 e na Fig. 4.10.

4.6 Perfil da progesterona sérica em diferentes fases do tratamento:

O nível médio de progesterona sérica (ng/ml) durante e após os diferentes tratamentos em vacas cruzadas de reprodução repetida é apresentado na Tabela 4.9 e representado na Fig. 4.11. As concentrações médias (±SE) de progesterona sérica no controlo (grupo I) e no tratamento com GnRH no dia 6 após o cio (grupo II), no momento do Al e no dia 12 após o Al, foram registadas como 0,252±0,017, 3,171±0,295 e 0,350±0,025, 4,690±0,533 ng/ml, respetivamente.

No tratamento com Ovsynch iniciado no dia 6 do ciclo estral das vacas (grupo III), a concentração média de progesterona sérica (ng/ml) no momento da GnRH (dia 0), PGF2a (dia 7), TAI (dia 10) e dia 12 pós-Al foi de 1.421±0,114, 3,647±0,102, 0,464±0,026, 4,132±0,087 e os valores correspondentes para o tratamento com GnRH baseado em Ovsynch (grupo IV) foram 1,878±0,315, 3,732±0,077, 0,358±0,011,5,482±0,403 ng/ml, respetivamente.

No presente estudo, a concentração sérica de progesterona (ng/ml) foi significativamente diferente (P<0,01) nos diferentes dias de tratamento entre os grupos.

Mais uma vez, a concentração de progesterona no soro foi significativamente diferente (P<0,01) nos diferentes dias de tratamento entre os grupos, exceto nos grupos III e IV, que não tiveram diferenças significativas no momento do tratamento com PGF2a (dia 7) e nos grupos II e IV no momento do Al.

A concentração média de progesterona no dia 12 pós-Al foi significativamente mais elevada nas vacas do tratamento com GnRH baseado no Ovsynch, ou seja, no grupo IV, do que no grupo de controlo e no grupo Ovsynch.

4.7 Observação ultra-sonográfica dos ovários:

No presente estudo, a observação ultra-sonográfica revelou a presença de um CL no ovário direito e a presença de um folículo grande de 11,05 mm de diâmetro no ovário esquerdo no dia 6 do ciclo estral numa vaca reprodutora repetida do grupo IV (Fig. 3.6).

No 7º dia após a injeção de GnRH do protocolo Ovsynch, a observação da mesma vaca por ultra-sons revelou a presença de um LCA no ovário esquerdo juntamente com o CL espontâneo no ovário direito (Fig. 3.7).

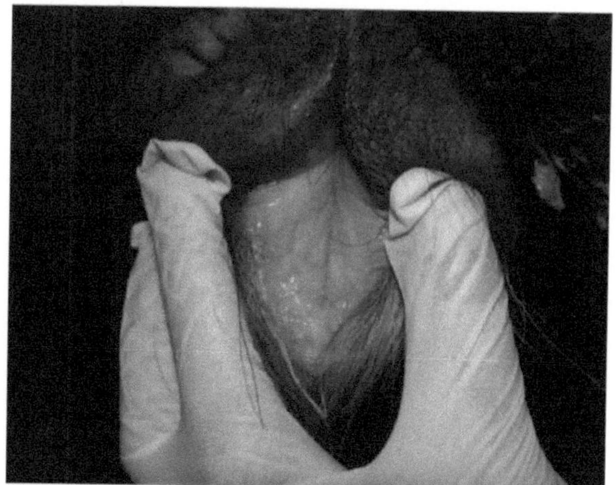

Fig. 4.1 Edema e congestão da vulva no cio

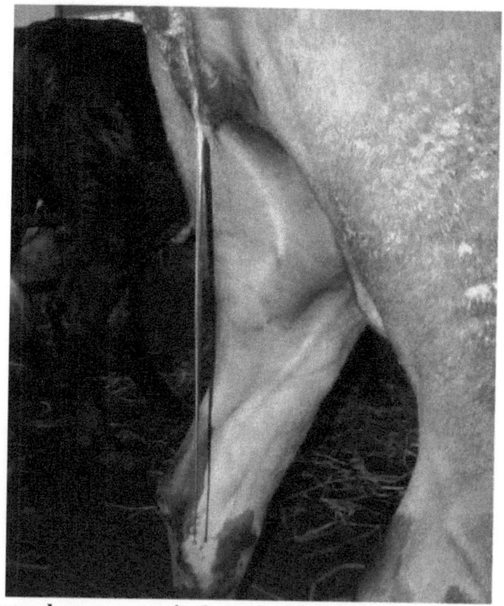

Fig. 4.2 Descarga do muco cervical no cio durante o tratamento com Ovsynch

Quadro 4.1 Intervalo para o início do cio induzido por tratamentos com GnRH baseados em Ovsynch e Ovsynch após injeção de PGF2a

Group	Treatment	No. of animal	Onset of estrus (h)		t-value
			Mean±SE	Range	
III	Ovsynch	6	48.750±0.713	46.50-51.25	
IV	Ovsynch based GnRH treatment	6	51.472±1.989	46.58-60.25	1.288[NS]

[NS] Não há diferenças significativas no início do cio entre os grupos.

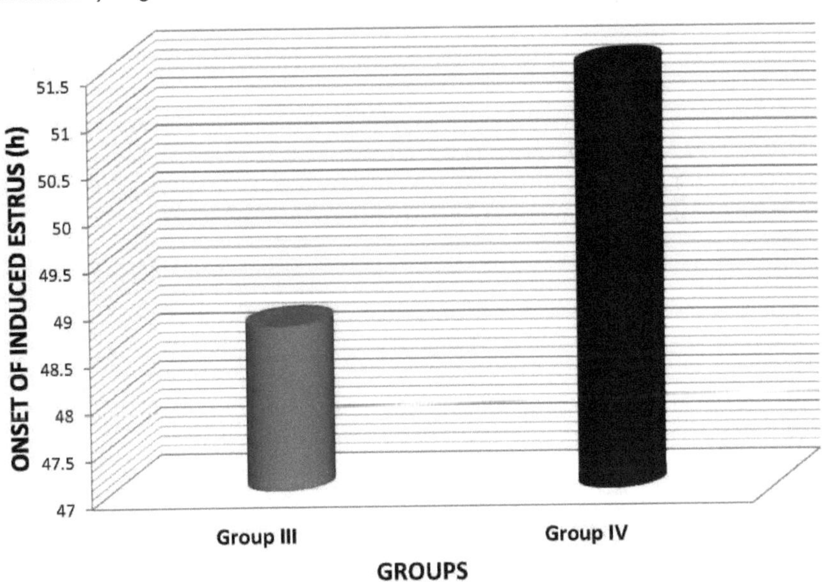

Fig. 4.3 Intervalo para o início do cio induzido por tratamentos com GnRH baseados em Ovsynch e Ovsynch após injeção de PGF2a

Quadro 4.2 Duração do cio natural e induzido em vacas cruzadas reprodutoras repetidas

| Group | Treatment | No. of animal | Duration of estrus (h) | | F-value |
			Mean±SE	Range	
I (Control)	No treatment	6	22.042±0.949	18.50-25.00	
II	GnRH treatment on day 6 post estrus	6	21.458±1.100	18.50-25.50	0.790[NS]
III	Ovsynch	6	21.083±0.787	19.25-24.50	
IV	Ovsynch based GnRH treatment	6	20.070±0.863	16.67-22.50	

[NS] Não há diferenças significativas na duração do cio entre os diferentes grupos.

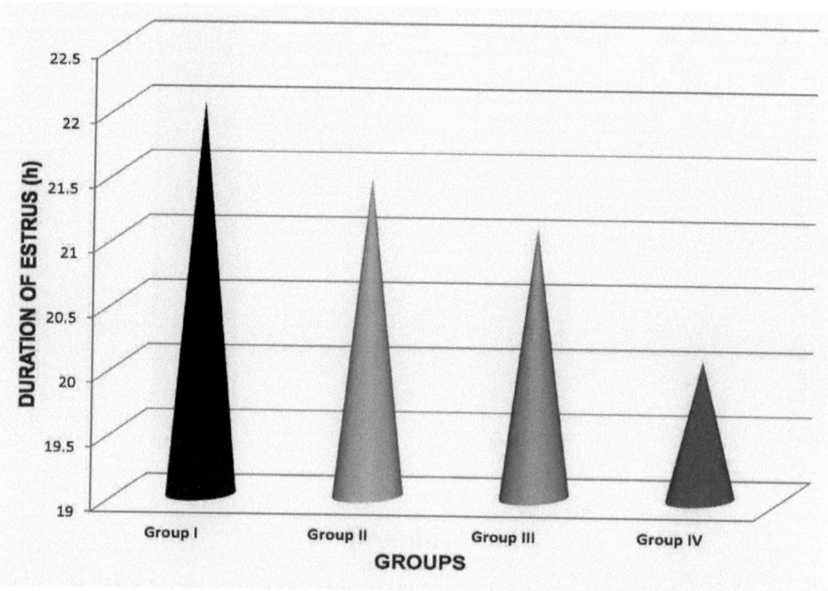

Fig. 4.4 Duração do cio natural e induzido em vacas cruzadas de reprodução repetida

Group	Treatment	No. of animal	Intensity of estrus (%)		
			Intense	Intermediate	weak
I (control)	No treatment	6	1/6 (16.67)	3/6 (50.00)	2/6 (33.33)
II	GnRH treatment day 6 post estrus	6	2/6 (33.33)	2/6 (33.33)	2/6 (33.33)
III	Ovsynch	6	1/6 (16.67)	4/6 (66.67)	1/6 (16.67)
IV	Ovsynch based GnRH treatment	6	2/6 (33.33)	3/6 (50.00)	1/6 (16.67)

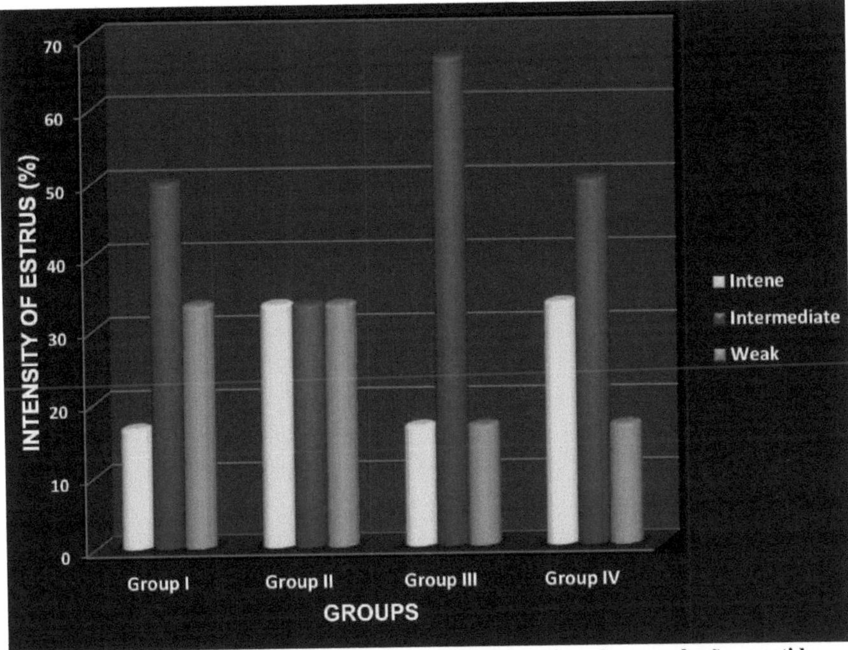

Fig. 4.5 Intensidade do cio natural e induzido em vacas mestiças de reprodução repetida

Quadro 4.4 Percentagem de resposta ao cio em vacas cruzadas reprodutoras repetidas tratadas com GnRH e com Ovsynch

Group	Treatment	No. of animal	Percentage of estrus (%)
III	Ovsynch	6	6/6 (100.00)
IV	Ovsynch based GnRH treatment	6	6/6 (100.00)

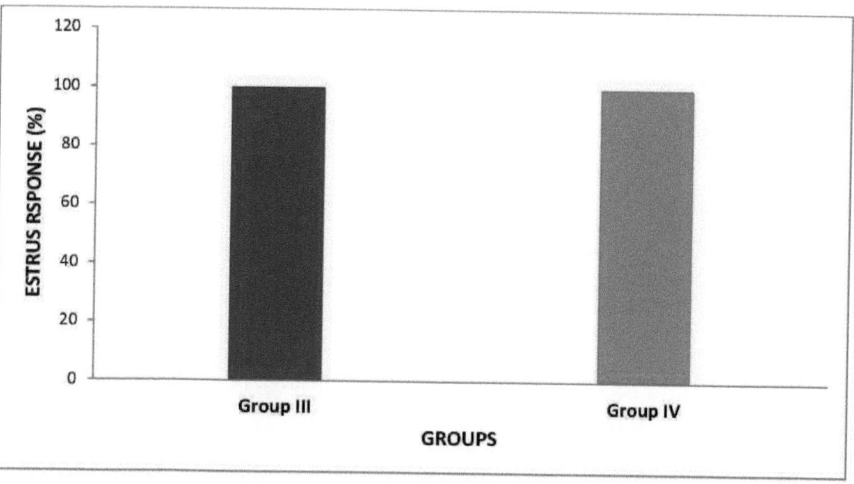

Fig. 4.6 Percentagem de resposta ao cio em vacas mestiças de reprodução repetida tratadas com GnRH e Ovsynch

Tabela 4.5 Incidência de corpo lúteo acessório por primeira injeção de GnRH do tratamento Ovsynch

Group	Treatment	No. of animal	Incidence of ACL (%)
III	Ovsynch	6	6/6 (100.00)
IV	Ovsynch based GnRH treatment	6	6/6 (100.00)

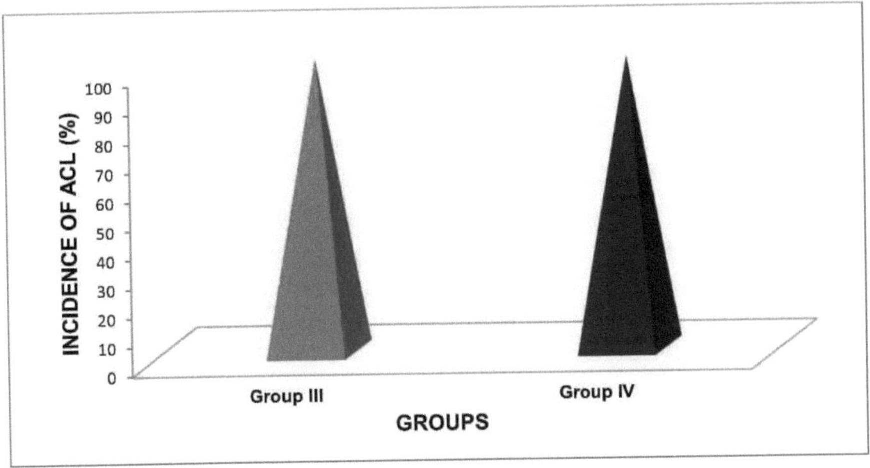

Fig. 4.7 Incidência de corpo lúteo acessório na primeira injeção de GnRH do tratamento Ovsynch

Tabela 4.6 Taxa de inseminação artificial em vacas mestiças com reprodução repetida tratadas com GnRH e Ovsynch

Group	Treatment	No. of animal	AI submission rate (%)
III	Ovsynch	6	6/6 (100.00)
IV	Ovsynch based GnRH treatment	6	6/6 (100.00)

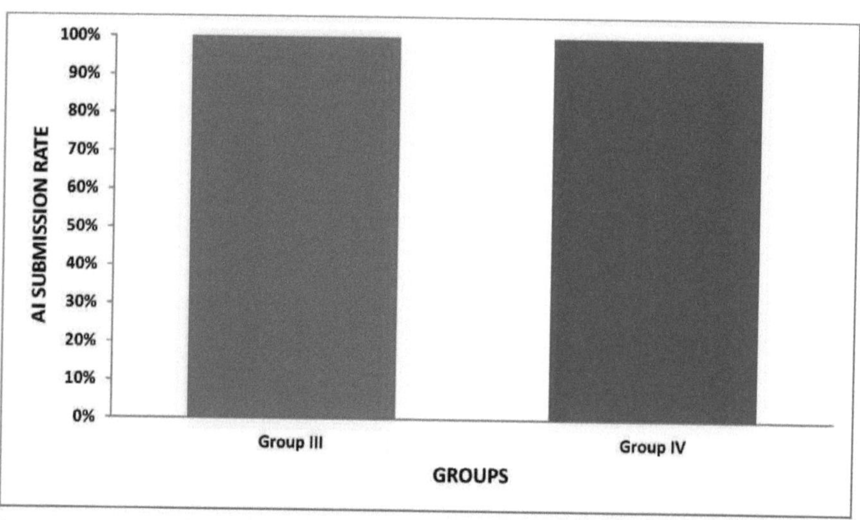

Fig. 4.8 Taxa de inseminação artificial em vacas **cruzadas com reprodução repetida tratadas com Ovsynch e Ovsynch com GnRH**

Tabela 4.7 Taxa de conceção em vacas mestiças de reprodução repetida tratadas com GnRH, Ovsynch e Ovsynch

Group	Treatment	No. of animal	Conception rate (%)	X^2-value
I (Control)	No treatment	6	0/6 (0.00)	
II	GnRH treatment on day 6 post estrus	6	1/6 (16.67)[b]	31.362[**]
III	Ovsynch	6	3/6 (50.00)[a]	
IV	Ovsynch based GnRH treatment	6	3/6 (50.00)[a]	

** Significativo a P<0,01
Os valores com sobrescritos diferentes diferem significativamente.

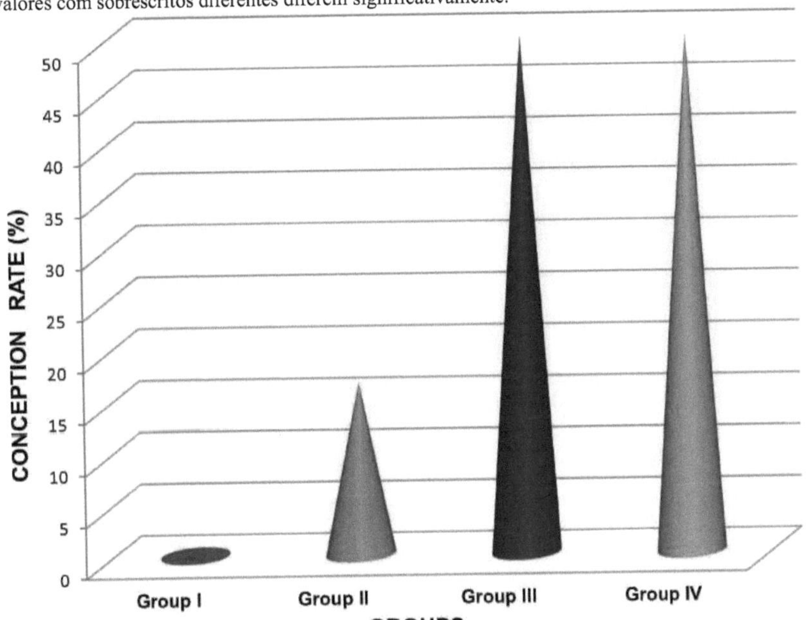

Fig. 4.9 Taxa de conceção em vacas mestiças de reprodução repetida tratadas com GnRH, Ovsynch e Ovsynch

Tabela 4.8 Incidência de corpo lúteo acessório após injeção de GnRH pós-Al nos grupos II e IV

Group	Treatment	No. of animal	Incidence of ACL (%)
II	GnRH treatment on day 6 post estrus	6	6/6 (100.00)
IV	Ovsynch based GnRH treatment	6	6/6 (100.00)

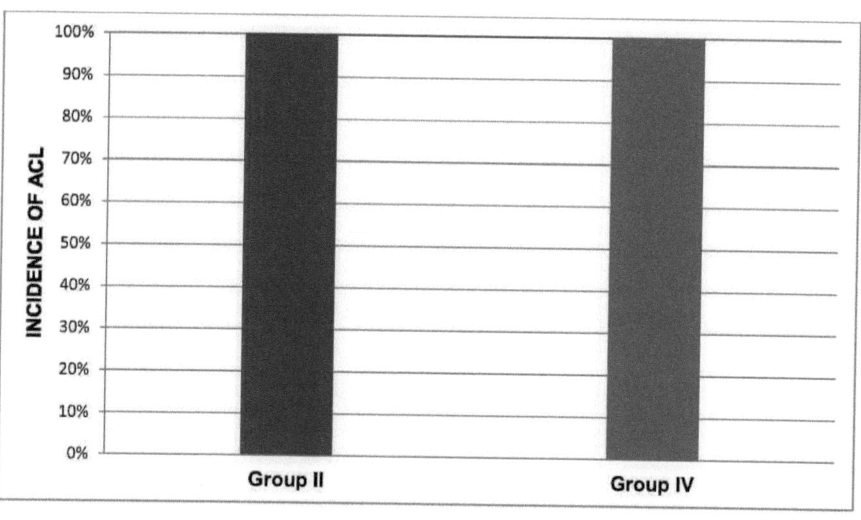

Fig. 4.10 Incidência de corpo lúteo acessório após injeção de GnRH pós-Al nos grupos II e IV

Tabela 4.9 Perfil da progesterona sérica em várias fases do tratamento

Group	Progesterone concentration (ng/ml) at				F-value
	GnRH	$PGF_{2\alpha}$	AI	Day 12 post AI	
I	–	–	$0.252^{bC}\pm0.017$	$3.171^{aC}\pm0.295$	97.587**
II	–	–	$0.350^{bB}\pm0.025$	$4.690^{aAB}\pm0.533$	66.126**
III	$1.421^{Bc}\pm0.114$	$3.647^{b}\pm0.102$	$0.464^{dA}\pm0.026$	$4.132^{aBC}\pm0.087$	387.886**
IV	$1.878^{Ac}\pm0.315$	$3.732^{b}\pm0.077$	$0.358^{dB}\pm0.011$	$5.482^{aA}\pm0.403$	116.657**
F-value	14.823**	0.444^{NS}	17.528**	6.975**	

*, ** Significativo a P<0,05 e P<0,01, respetivamente.

[NS] Não significativo

As médias com diferentes sobrescritos em maiúsculas e minúsculas diferem significativamente entre colunas e linhas, respetivamente.

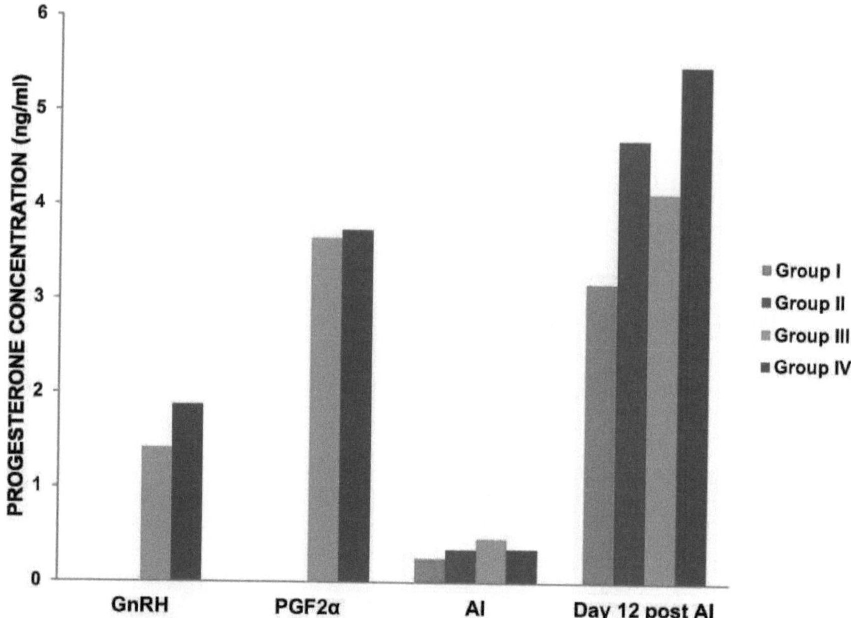

Fig. 4.11 Perfil da progesterona sérica em várias fases do tratamento

CAPÍTULO - 5

DISCUSSÃO

Com base em vários estudos, foram propostas várias terapias para o tratamento de vacas reprodutoras repetidas, mas com sucesso variável, porque a eficácia dos tratamentos é bastante variável e inconsistente. A sincronização do cio e da ovulação revelou-se eficaz no aumento da taxa de gravidez em vacas leiteiras na FTAI. Uma vez que a reprodução repetida é causada principalmente por problemas associados à fisiologia ovárica ao nível do desenvolvimento e da função folicular e lútea, os protocolos Ovsynch e Ovsynch relacionados e os tratamentos GnRH pós-Al foram considerados eficazes em vacas reprodutoras repetidas. Além disso, a leitura da literatura disponível não revelou muitos estudos de investigação sobre o efeito do protocolo Ovsynch iniciado no sexto dia do ciclo estral e o efeito da administração de uma injeção adicional de GnRH pós-Al seis dias após a segunda GnRH do protocolo Ovsynch em vacas reprodutoras cruzadas. Assim, esta experiência foi realizada com o objetivo de descobrir o efeito destes tratamentos na resposta ao cio, na taxa de conceção e no perfil de progesterona em vacas cruzadas de reprodução repetida.

5.1 Resposta ao estro:

5.1.1 Início do cio induzido:

Nos programas de sincronização do cio, o Al cronometrado é planeado com base no tempo necessário para o início do cio após a injeção de PGF2a (Selvaraju 2011). No presente estudo, o tempo médio geral necessário para o início do estro foi de 48,750±0,713 e 51,472±1,989 h após a injeção de PGF2a nos grupos III (Ovsynch) e IV (tratamento com GnRH baseado em Ovsynch), respetivamente. Não houve diferença significativa em relação ao início do cio entre os grupos III e IV.

Estes resultados estão de acordo com Vijayarajan *et al.* (2009b), que verificaram que o tempo necessário para o início do cio induzido durante o tratamento com Ovsynch foi de 52,10±2,39 h em vacas mestiças de reprodução repetida. Arnie *etal.* (2012) também obtiveram o tempo de 49,10±1,53 h em vacas cruzadas pós-parto e concordaram com os dados obtidos no presente estudo. Nevakar *et al.* (2012) registaram o mesmo valor de 50,90±2,66 h em vacas cruzadas no pós-parto durante o tratamento com Ovsynch. Velladurai *et al.* (2014) também observaram o mesmo em vacas leiteiras, com 47,97 ± 2,65 h, o que estava de acordo com os presentes resultados. Ravikumar *et al.* (2005) trataram búfalas em subestro pós-parto com o protocolo Ovsynch e registaram 48,80±7,74 h como tempo médio para o início do estro, o que corroborou o presente estudo. Noutro estudo, Birader *et al.* (2014) opinaram que o tempo para o início do cio após a injeção de PGF$_{2a}$ do tratamento Ovsynch variou entre 48-72 h em búfalas reprodutoras repetidas. Da mesma forma, Vijayarajan *et al.* (2009) relataram 51,80 ± 2,49 h como tempo médio para o início do estro após a injeção de PGF2a do tratamento Ovsynch em búfalas. Tal pode dever-se ao facto de, após a injeção de PGF2a do tratamento com Ovsynch, poder ter ocorrido uma luteólise completa, tal como evidenciado pela diminuição da concentração de progesterona no momento da AI nos grupos III e IV.

No entanto, Stevenson *et al.* (1999) registaram um intervalo ligeiramente superior para o início do cio, 54,00±13,00 e 55,00±4,40 h em vacas Holstein tratadas com Ovsynch 33 e Ovsynch 48. Sathiamoorthy e Subramanian (2003) e Kundalkar *et al.* (2014) relataram um intervalo ligeiramente menor para o início do cio durante o tratamento com Ovsynch. Chaudhary *et al.* (2012a) e (2012b) também registaram um tempo mais elevado para o início do cio induzido durante o tratamento com Ovsynch em vacas de raça cruzada.

5.1.2 Duração do cio:

A duração do cio foi calculada a partir do momento do primeiro aparecimento do cio até ao momento do desaparecimento do cio. No estudo, a duração média do cio foi de 22,042±0,949, 21,458±1,100, 21,083±0,787 e 20,070±0,863 h nos grupos I, II, III e IV, respetivamente. Não houve diferença significativa em relação à duração do cio entre os grupos. A duração do cio natural em vacas mestiças dos grupos I e II estava de acordo com os relatórios de Roberts (1971), Hafez e Hafez (2000) em vacas leiteiras e Vijayarajan *et al.* (2009) em búfalas reprodutoras repetidas. Bhat e Bhattacharyya (2012) também registaram o mesmo resultado em vacas Jersey de reprodução repetida com ovulação normal. No entanto, Velladurai *et al.* (2014) referem que a duração do cio natural é mais longa em vacas leiteiras e Krishnakumar *etal.* (2008), Das *etal.* (2009), Selvaraju *etal.* (2009).

A duração do cio induzido nos grupos III e IV foi muito próxima das observações feitas por Vijayarajan *et al.* (2009) em búfalas reprodutoras repetidas tratadas com dupla PGF2a + GnRH 33 h e dupla PGF2a + GnRH 48 h, Arnie *et al.* (2012) em vacas mestiças pós-parto tratadas com Ovsynch + CIDR, Nevkar *et al.* (2012) em vacas mestiças pós-parto tratadas com protocolo Ovsynch. No entanto, Thorat *et al.* (2012) relataram uma duração mais curta do estro em búfalas Marathwadi com anestro pós-parto. Mas, Velladurai *etal.* (2014) registaram uma duração mais longa do cio em vacas leiteiras tratadas com o protocolo Ovsynch.

A duração do cio no estudo foi considerada normal e as diferenças em relação a outros estudos podem dever-se à composição genética, à idade, à alimentação e ao maneio, às condições climáticas e à altitude, etc.

5.1.3 Intensidade do cio:

Neste estudo, a intensidade do cio foi classificada como intensa, intermédia e fraca. As intensidades intensa e intermediária foram maiores nos grupos III e IV do que nos grupos I e II. Isso pode ser devido à completa luteólise do corpo lúteo após a injeção de PGF2a, o que foi evidenciado pela menor concentração de progesterona no momento da IA.

A intensidade do cio para os grupos I e II foi semelhante aos resultados relatados por Chaudhari *et al.* (2010) em novilhas Kankrej e Velladurai *etal.* (2014) em vacas leiteiras.

Neste estudo, a intensidade do cio para os grupos III e IV estava de acordo com Nevkar *et al.* (2012) em vacas mestiças pós-parto, Ravikumar *et al.* (2005) em búfalas pós-parto com subestro, Bhoraniya *et al.* (2012) em vacas Kankrej pós-parto, Alyas *et al.* (2013) em búfalas pós-parto tratadas com o protocolo Ovsynch. No entanto, Chaudhary et al. (2012a) em vacas cruzadas cíclicas, Chaudhary *et al.* (2012b) em vacas cruzadas acíclicas e Velladurai *et al.* (2014) em vacas leiteiras registaram uma intensidade de cio ligeiramente superior à dos presentes resultados durante o tratamento com Ovsynch. No entanto, Ramana *et al.* (2013) registaram uma intensidade de cio mais elevada após a sincronização do cio com base em PGF_{2a} em vacas Ongole.

5.1.4 Percentagem de resposta ao cio:

No presente estudo, observou-se uma resposta de 100 por cento ao cio nos grupos III e IV durante o tratamento com Ovsynch. A observação do presente estudo coincidiu com os resultados de Vijayarajan et al. (2009a) em novilhas cruzadas, Vijayarajan *et al.* (2009b) em vacas cruzadas de reprodução repetida, Chaikhun *et al.* (2010) em novilhas búfalas do pântano, Bhoraniya *et al.* (2012) em vacas com anestro pós-parto, Navrange *etal.* (2012) e Alyas *etal.* (2013) em búfalas pós-parto, Biradar *et al.* (2014) em búfalas reprodutoras repetidas não descritivas e Velladurai *et al.* (2014) em vacas leiteiras pós-parto tratadas com o protocolo Ovsynch. Neste estudo, o tratamento Ovsynch foi iniciado no dia conhecido do ciclo estral, ou seja, no sexto dia do ciclo estral, e a maior percentagem de resposta ao estro pode dever-se à presença de um CL funcional de 12-13 dias e de um ACL de 7 dias de idade no momento da injeção de PGF2a, o que resultou numa luteólise completa. Este estudo confirmou que é possível obter uma resposta de 100% ao cio iniciando o Ovsynch no dia 6 do ciclo estral.

No entanto, Kasimanickam *et al.* (2005) em vacas reprodutoras repetidas, Ravikumar *et al.* (2005) em búfalas com subestro no pós-parto, Cirit *et al.* (2007) em vacas Holstein Friesian, Caraba e Velicevici (2013) em vacas leiteiras relataram uma resposta de cio mais baixa com o tratamento Ovsynch. No entanto, Nevkar *et al.* (2012) em vacas cruzadas no pós-parto, Thorat *et al.*

(2012) em búfalas Marathwadi com anestro no pós-parto, Ergene (2013) em vacas Holstein de reprodução repetida e Savalia *et al.* (2014) em búfalas com anestro com tratamento Ovsynch obtiveram uma resposta de cio ligeiramente inferior à do presente estudo. Essa diferença pode ser devida ao tempo de início do protocolo Ovsynch ao acaso, sem levar em conta o estágio do ciclo estral, resultando em nenhuma CL no momento da injeção de PGF_{2a} . A variação da resposta ao cio também pode dever-se a vários factores, como o tratamento pós-parto, a concentração hormonal e as condições climáticas.

5.1.5 Incidência de cio prematuro:

No presente estudo, nenhuma das vacas reprodutoras repetidas apresentou cio prematuro nos grupos III e IV entre a primeira injeção de GnRH e PGF_{2a} do tratamento com Ovsynch. Isto pode dever-se a uma maior concentração sérica de progesterona durante o tratamento com Ovsynch nos grupos III e IV, uma vez que o tratamento foi iniciado no sexto dia do ciclo estral, o que teve um impacto negativo no aparecimento de sinais físicos e comportamentais do cio.

No entanto, DeJarnette *et al.* (2001), Gabor *et al.* (2002), Kim *et al.* (2003) e Kundalkar *et al.* (2014) relataram a incidência de cio prematuro entre a primeira injeção de GnRH e PGF2a do tratamento Ovsynch devido ao início do tratamento Ovsynch em dias aleatórios do ciclo estral.

O presente estudo também confirmou que a incidência de cio prematuro no tratamento com Ovsynch pode ser completamente evitada em vacas cruzadas se o tratamento for iniciado no sexto dia do ciclo estral.

5.2 Efeito da primeira injeção de GnRH do tratamento Ovsynch na formação do corpo lúteo acessório:

A incidência de corpo lúteo acessório no presente estudo foi de 100,00 por cento após a primeira injeção de GnRH do tratamento Ovsynch iniciado no dia 6 do ciclo estral, tanto no grupo III como no grupo IV. A presença de um folículo grande de 11,05 mm no momento do início do tratamento com Ovsynch e de um LCA 7 dias após a primeira injeção de GnRH foi confirmada por observação ultra-sonográfica numa vaca do grupo IV.

Os resultados estavam de acordo com os registados pelos primeiros investigadores em vacas leiteiras em lactação (Satheshkumar *et al.* 2008; Pursley e Martins 2011). No presente estudo, a incidência de corpo lúteo acessório após a primeira injeção de GnRH do tratamento Ovsynch deveu-se à ovulação do folículo dominante da primeira onda (Vasconcelos *et al.* 1999; Bello *et al.* 2006; Dirandeh *et al.* 2009; Pursley e Martins 2011; Dirandeh 2014), o que foi evidenciado pela maior concentração de progesterona no momento da injeção de PGF2a (Tabela

4.10) nos grupos III e IV. A presença de um grande folículo dominante no início do tratamento com Ovsynch teve um impacto positivo na ovulação e na formação de corpo lúteo acessório (Moreira *et al.* 2000). Foster *et al.* (1980) também opinaram que a administração de GnRH no dia 5 ou 6 do ciclo estral anula o feedback negativo da progesterona na pituitária anterior, permitindo assim a secreção de LH e FSH, resultando na ovulação do folículo dominante e na subsequente formação de um CL. O início do tratamento com Ovsynch no dia 6 do ciclo estral resultou numa maior eficácia de cada injeção individual (Keith *et al.* 2005). No presente estudo, todas as vacas reprodutoras repetidas responderam à primeira injeção de GnRH do tratamento Ovsynch e à formação de um corpo lúteo acessório, o que também pode dever-se à sensibilidade das vacas reprodutoras repetidas aos tratamentos com GnRH (Keskin et *al.* 2010) do que as vacas normais.

Vasconcelos *et al.* (1999) opinaram que quase todas as vacas no dia 5 a 9 do ciclo estral expressam receptores de LH e ovulam em resposta ao tratamento com GnRH. Muitos estudos anteriores confirmaram que os folículos em crescimento, com mais de 10 mm de diâmetro, ovulavam após o tratamento com GnRH (Prescott *etal.* 1992; Pursley *etal.* 1995; Silcox *et al.* 1995). Satheshkumar *etal.* (2012) documentaram o padrão de desenvolvimento folicular através de estudos ultrassonográficos em bovinos cruzados Jersey e opinaram que as propriedades da primeira onda de DF eram consistentes e altamente previsíveis do que a DF das ondas subsequentes e também confirmaram que a DF da primeira onda estava em fase de crescimento com >9 mm de diâmetro no dia 6 do ciclo estral e a ovulação de 100 por cento para GnRH. Este estudo também confirmou que a ovulação de 100% da FD e a formação de LCA podem ser alcançadas ao primeiro GnRH do protocolo Ovsynch, se o tratamento com Ovsynch for iniciado no dia 6 do ciclo estral em vacas mestiças de reprodução repetida.

5.3 Efeito dos tratamentos com GnRH baseados em Ovsynch e Ovsynch na taxa de conceção:

A taxa de conceção no presente estudo foi registada após o AI como 0,00 (0/6), 16,67 (1/6), 50,00 (3/6) e 50,00 (3/6) por cento no controlo (grupo I), tratamento com GnRH no dia 6 após o cio (grupo II), Ovsynch (grupo III) e tratamentos com GnRH baseados em Ovsynch (grupo IV).

No presente estudo, nenhuma das vacas reprodutoras repetidas do grupo I (sem tratamento) concebeu. Isso pode ser devido à concentração mais baixa de progesterona durante a fase lútea, o que foi evidenciado pela concentração mais baixa de progesterona no presente estudo no 12º dia pós-AI (Tabela 4.10). Um aumento mais lento do que o normal da progesterona e uma concentração mais baixa de progesterona durante a fase lútea foram relatados em vacas reprodutoras repetidas por Shelton *et al.* (1990) e Bage *et al.* (2002).

A taxa de conceção para AI no grupo II de vacas reprodutoras repetidas foi de 16,67

(1/6) por cento com o tratamento com GnRH no dia 6 após o cio, apesar da formação de ACL e da elevação do nível de progesterona. Os resultados do presente estudo estavam de acordo com os valores relatados por Ergene (2012) em vacas Holstein de reprodução repetida e Dirandeh *et al.* (2014) em vacas leiteiras Holstein. No entanto, os resultados foram ligeiramente inferiores aos registados por Vinitchaikul *et al.* (2007) em vacas Holstein Frísia e por Khoramian *et al.* (2011) em vacas leiteiras Holstein de reprodução repetida. Novamente, Vadhanakul *et al.* (2008) em vacas mestiças Holstein Friesian, Yildiz *et al.* (2009), Umpapol *et al.* (2010) em novilhas mestiças Holstein Friesian, Kulasekar *et al.* (2012) em vacas mestiças de reprodução repetida, Jaswal e Singh (2013) em vacas leiteiras e More *et al.* (2014) em vacas Deoni de reprodução repetida registraram uma taxa de conceção muito maior após o tratamento pós Al GnRH. A taxa de conceção mais baixa no grupo II, apesar de um nível mais elevado de progesterona, pode dever-se a outros problemas para além da deficiência de progesterona que causam falhas de fertilização e mortalidade embrionária precoce durante o período crítico, uma vez que a experiência foi realizada em condições de campo.

No presente estudo, a taxa de conceção no grupo III foi de 50,00 por cento e está de acordo com Geary e Whittier (1998) em vacas de carne, Yamada *et al.* (1999) em vacas leiteiras Holstein Friesian, Moreira *etal.* (2000), Kawate *etal.* (2004) em vacas de corte japonesas pretas amamentadas e Vijayarajan *et al.* (2009b) em vacas cruzadas de reprodução repetida. Mais uma vez, os presentes resultados relativos à taxa de conceção no grupo III foram inferiores aos registados por Rajagopal *et al.* (2011), Gupta *et al.* (2014) e Singh *et al.* (2014) em vacas cruzadas de reprodução repetida. No entanto, a taxa de conceção observada no presente estudo foi melhor do que as relatadas por Pursley *et al.* (1997b) em vacas leiteiras, Kim *et al.* (2003) em vacas Holstein em lactação, Kasimanickam *et al.* (2005) em vacas reprodutoras repetidas, Celik *et al.* (2009) em vacas Holstein de reprodução repetida, Vijayarajan *et al.* (2009a) em novilhas cruzadas, Ali *et al.* (2012) em vacas Sahiwal no pós-parto, Bhoraniya *et al.* (2012a) em vacas Kankrej em anestro, Ergene (2013) em vacas Holstein de reprodução repetida, Dirandeh (2014), Patel *etal.* (2014) em vacas Kankrej em anestro no pós-parto e Velladurai *etal.* (2014) em vacas leiteiras após tratamento com Ovsynch.

A taxa de conceção no grupo IV de vacas reprodutoras repetidas, ou seja, o grupo de tratamento com GnRH baseado em Ovsynch, foi considerada de acordo com os resultados relatados por Bartolomé *et al.* (2005) em vacas leiteiras em lactação, Sterry *et al.* (2006) em vacas não cíclicas, Campanile *et al.* (2007) em búfalas, Keskin *et al.* (2010) em vacas reprodutoras repetidas, Yilmazbas-Mecitoglu *et al.* (2012) tratadas com a terceira injeção de GnRH administrada em diferentes dias de pós-Al após o protocolo Ovsynch. No entanto, Gaja *et al.* (2008) relataram uma taxa de conceção mais elevada do que a do presente estudo em vacas pretas japonesas após a terceira injeção de análogo de GnRH administrada juntamente com o tratamento baseado em Ovsynch no dia 6 do ciclo. Por outro lado, Willard *et al.* (2003), Howard *et al.* (2006) em vacas Holstein e Sawarkar *et al.* (2014) em búfalas cíclicas registaram uma taxa de conceção mais baixa após o tratamento com GnRH no dia 5 pós-Al após o tratamento com Ovsynch.

Neste estudo, a taxa de conceção nos grupos III (Ovsynch) e IV (tratamento com GnRH baseado em Ovsynch) foi superior à dos grupos I (controlo) e II (tratamento com GnRH no dia 6 após o cio). Vários estudos revelaram que o início do Ovsynch em diferentes dias do ciclo estral influenciou a eficácia do tratamento com Ovsynch. A falha de ovulação em resposta à primeira injeção de GnRH do protocolo Ovsynch resultou numa baixa taxa de gestação devido à ovulação assíncrona (Vasconcelos *et al.* 1999). Estudos anteriores relataram que o início do tratamento com Ovsynch no dia 6 do ciclo estral induziu a ovulação do folículo dominante da primeira onda (Moreira *et al.* 2000; Dirandeh 2014), que estabeleceu sua dominância e estava em fase de crescimento no dia 6 do ciclo estral (Satheshkumar *et al.* 2012) e formou um corpo lúteo acessório (Pursley e Martins 2011; Satheshkumar *et al.* 2008), o que resultou em maior concentração de progesterona na injeção de PGF2a do tratamento Ovsynch em vacas mestiças. Uma vez que, uma maior concentração de progesterona no momento da injeção de PGF_{2a} foi associada a uma maior probabilidade de luteólise após o tratamento com PGF_{2a} e a uma maior taxa de fertilidade com o protocolo TAI baseado no Ovsynch em vacas leiteiras em lactação e vacas reprodutoras repetidas (Martins *etal.* 2011; Keskin *et al.* 2010). O nível mais alto de progesterona no momento da PGF2a teve melhor resposta ao segundo GnRH do Ovsynch do que vacas com baixa progesterona (Bello *et al.* 2006). Mais uma vez, o início do Ovsynch no dia 6 do ciclo estral pode dar origem a uma nova onda folicular (Dirandeh *et al.* 2009; Satheshkumar *etal.* 2008 e 2012) em vacas de raça cruzada e a presença de uma FD induzida pela primeira GnRH no momento da segunda injeção de GnRH, ou seja no dia 9 do tratamento Ovsynch, o que resultou numa maior eficácia da segunda injeção de GnRH antes da IATF (Keith *et al.* 2005) e na formação de CL que segregou e manteve uma concentração mais elevada de progesterona durante o período crítico da fase lútea, em que ocorre a morte embrionária em vacas reprodutoras repetidas.

No entanto, foram realizados muitos estudos para avaliar o efeito da injeção de análogos de GnRH no dia 5 ou 6 pós-Al e a sua eficácia na taxa de conceção. Alguns desses estudos revelaram uma correlação negativa em vacas (Bartolomé *et al.* 2005; Howard *et al.* 2006) e búfalas (Campanile *et al.* 2007). No entanto, Willard *et al.* (2003) relataram uma correlação positiva em vacas com stress térmico após tratamento com GnRH baseado em Ovsynch.

Foi sugerido no presente estudo que a administração exógena de GnRH poderia iniciar o aumento endógeno de progesterona através da modulação da população de folículos ovarianos e da formação de corpo lúteo acessório (Schmitt *et al.* 1996). Este aumento do número de CL e, portanto, da área total de tecido do CL, foi provavelmente responsável pelo aumento da concentração sérica de progesterona durante a fase lútea inicial, o que provavelmente está associado à composição óptima do microambiente luminal necessária para o desenvolvimento do concepto (Kerbler *et al.* 1997) no tratamento pós-Al GnRH.

5.4 Efeito do corpo lúteo acessório pela injeção de GnRH pós-Al na taxa de conceção:

No presente estudo, o LCA foi observado por exame rectal em 100,00% das vacas dos grupos II e IV. Isto deveu-se ao tratamento com GnRH no dia 6 após o cio no grupo II e à terceira injeção de GnRH no dia 6 após a segunda injeção de GnRH do tratamento com Ovsynch no grupo IV.

A incidência de corpo lúteo acessório no presente estudo estava de acordo com os resultados registados por Willard *et al.* (2003) em vacas Holstein, Howard *et al.* (2006) em vacas leiteiras, Kulasekar *et al.* (2012) e Watane *et al.* (2014) em vacas cruzadas de reprodução repetida após o tratamento com GnRH pós-Al após Ovsynch. Mais uma vez, Rusbridge *et al.* (1992) em novilhas e Schmitt *et al.* (1996) em vacas e novilhas Holstein relataram uma menor incidência de LCA induzida pelo tratamento com GnRH pós-Al.

No presente estudo, a incidência de ACL após o tratamento com GnRH no dia 6 após o cio para o grupo II foi de cent por cento, apesar de a taxa de conceção ter sido mais baixa; isto pode ser atribuído a erros de ovulação, Al inoportuna responsável por falhas de fertilização e mortalidade embrionária precoce.

No grupo IV, a incidência de ACL também foi registada após uma injeção adicional de GnRH administrada seis dias após o 2º GnRH de Ovsynch como 100,00 por cento, o que resultou numa maior concentração de progesterona sérica no dia 12 pós-Al e numa melhor taxa de conceção. Provavelmente, a ovulação da FD ao primeiro tratamento com GnRH do Ovsynch e a formação do LCA melhoraram a resposta da PGF_{2a} e do segundo GnRH do Ovsynch, eliminando os erros de ovulação em vacas reprodutoras repetidas. A administração adicional de GnRH após o Al também pode ter ajudado a melhorar a conceção devido à secreção adicional de progesterona endógena através do LCA.

5.5 Efeito da GnRH no perfil da progesterona sérica:

No presente estudo, as vacas mestiças de reprodução repetida foram observadas quanto ao estro e o tratamento com Ovsynch foi iniciado no sexto dia do ciclo nos grupos III e IV. O nível médio de progesterona sérica no dia 0, ou seja, no momento da primeira GnRH do tratamento com Ovsynch, foi registado como 1,421±0,114 e 1,878±0,315 ng/ml nos grupos III e IV, respetivamente. Os resultados da concentração de progesterona sérica no dia 0 estavam de acordo com os resultados relatados por Ravikumar *etal.* (2014) em vacas mestiças de reprodução repetida, El-Zarkouny (2010) em novilhas leiteiras e Hammam *et al.* (2012) em vacas mestiças e Vasconcelos *et al.* (1999) também registaram o nível de progesterona durante o protocolo Ovsynch iniciado no dia 5-9 do ciclo estral e observaram resultados semelhantes.O nível mais elevado de progesterona pode ser devido à presença de um CL funcional, uma vez que o Ovsynch foi iniciado no dia 6 do ciclo estral e também indicou que o processo de ovulação ocorreu nas vacas reprodutoras repetidas envolvidas neste estudo.

No sétimo dia, durante o tratamento Ovsynch nos grupos III e IV, ou seja, na altura da injeção de PGF2a, a progesterona sérica era de 3,647±0,102 e 3,732±0,077 ng/ml, respetivamente, não havendo diferenças significativas entre os grupos. Em todas as vacas dos grupos III e IV foi registada a presença de LCA após a primeira injeção de GnRH do programa Ovsynch. Assim, a concentração mais elevada de progesterona no dia 7 pode dever-se ao efeito do corpo lúteo acessório resultante da ovulação da primeira onda de FD pelo primeiro tratamento com GnRH do protocolo Ovsynch. A presente observação coincidiu com os resultados de Moreira *et al.* (2000), Satheshkumar *et al.* (2008) e (2012) e Dirandeh (2014) em vacas cruzadas. Os presentes resultados também estavam muito próximos dos resultados registados por Vasconcelos *et al.* (1999), de Araujo Berber *etal.* (2002), Chaudhary *etal.* (2012a) e Chaudhary *etal.* (2012b).

A concentração sérica de progesterona nos grupos III e IV no TAI (dia 10) foi de 0,464±0,026 e 0,358±0,011 ng/ml, respetivamente. O nível sub-ótimo de progesterona no dia 10, ou seja, no TAI, pode ser devido à luteólise completa, pois um nível maior de progesterona na PGF2a foi associado à luteólise completa e ao aumento da taxa de conceção (Martins *et al.* 2011). No entanto, Wiltbank *et al.* (2012) observaram que a concentração de progesterona perto do ti me de AI estava abaixo de um valor crítico, que parecia ser de cerca de 0,4 ng/ml durante o tratamento Ovsynch, no qual a ovulação antes da IATF foi induzida com GnRH e registou que mesmo um pequeno aumento na progesterona perto de AI resultou em fertilidade reduzida. Este estudo concordou com os resultados registados por Vasconcelos *et al.* (1999), de Araujo Berber *etal.* (2002), Sathiamoorthy e Subramanian (2003), Bhoraniya *etal.* (2012a), Chaudhary et al. (2012a), Chaudhary *et al.* (2012b), Patel *et al.* (2014), Ravikumar *et al.* (2014) e Savalia *et al.* (2014) em vacas leiteiras.

No presente estudo, a concentração sérica média de progesterona no 12º dia pós-AI foi registada como 4,132±0,087 e 5,482±0,403 ng/ml, respetivamente, nos grupos III e IV. A concentração de progesterona no grupo IV foi significativamente mais elevada do que no grupo III, o que pode dever-se à secreção de progesterona adicional pelo corpo lúteo acessório formado pela ovulação do ciclo anterior de DF no grupo IV de vacas cruzadas de reprodução repetida pela terceira injeção de GnRH no dia 6 após a segunda injeção de GnRH do tratamento Ovsynch. A descoberta estava de acordo com os dados obtidos por Chaudhary *etal.* (2012a), Chaudhary *etal.* (2012b) e Savalia *etal.* (2014).

Mais uma vez, a concentração sérica de progesterona no momento de AL nos grupos I (controlo) e II (tratamento com GnRH no dia 6 após o cio) foi registada como 0,252±0,017 e 0,350±0,025 ng/ml, respetivamente. A concentração sérica de progesterona estava muito próxima dos resultados relatados por Kaygusuzoglu *et al.* (2010), Umpapol *et al.* (2010), Ataman *et al.* (2011) e Mehni *et al.* (2012). A concentração sérica sub-ótima de progesterona em Al pode ser devida à luteólise completa antes do cio.

Nos grupos I e II, a concentração sérica de progesterona no 12° dia pós-Al foi de 3,171±0,295 e 4,690±0,533 ng/ml, respetivamente. A concentração mais baixa de progesterona sérica no grupo I pode dever-se a uma fraca atividade lútea, associada a falhas de gestação em bovinos (Wiebold 1988). Além disso, as células luteais do CL de vacas subférteis tinham uma secreção reduzida de progesterona por unidade de tecido luteal (Shelton *etal.* 1990). No entanto, a concentração sérica de progesterona no grupo II foi significativamente mais elevada do que no controlo, o que pode dever-se à presença de um corpo lúteo acessório pela ovulação da FD do ciclo anterior (Willard *etal.* 2003; Kulasekar *etal.* 2012; Watane *etal.* 2014) como resultado do tratamento com GnRH no dia 6 após o cio em vacas cruzadas de reprodução repetida. A concentração média de progesterona sérica para o grupo I (controlo) estava de acordo com Ergene (2012) em vacas reprodutoras repetidas e Mehni *et al.* (2012) em vacas Holstein. Mais uma vez, Umpapol *et al.* (2010) registaram resultados semelhantes aos obtidos no presente estudo para o grupo II.

5.6 Efeito da concentração de progesterona no soro sobre a taxa de conceção:

No presente estudo, a taxa de conceção tanto para o Ovsynch (grupo III) como para o tratamento com GnRH baseado no Ovsynch (grupo IV) foi de 50,00 por cento. Não houve diferença significativa na taxa de conceção entre os grupos. No entanto, a conceção nos grupos II e I foi significativamente inferior à dos grupos III e IV.

A taxa de conceção mais elevada para os grupos III e IV pode ser devida a um nível sérico de progesterona mais elevado no momento da injeção de PGF2a, ou seja, 3,647±0,102 e 3,732±0,077 ng/ml, respetivamente, devido à presença de CL com 13 dias de idade e ACL com 7 dias de idade, o que foi associado à luteólise completa (Martins *et al.* 2011) e teve melhor resposta à segunda GnRH do protocolo Ovsynch (Bello *etal.* 2006).

No entanto, a concentração sérica de progesterona no 12º dia pós-AI no grupo IV, ou seja, 5,482±0,403 ng/ml, foi significativamente mais elevada do que no grupo III, ou seja, 4,132±0,087 ng/ml, o que pode ser 53

devido à presença de ACL no grupo IV de vacas mestiças de reprodução repetida. No entanto, não se registou qualquer diferença significativa na taxa de conceção entre os grupos.

No presente estudo, apesar de as vacas do grupo II terem sido suplementadas com GnRH no dia 6 após o cio, a sua taxa de conceção foi inferior (16,67%) à dos grupos III e IV. Houve uma correlação positiva entre a concentração de progesterona durante a fase lútea pré-inseminação e a taxa de conceção (Rosenberg *et al.* 1990). A maior concentração de progesterona no ciclo anterior à injeção de PGF2a do tratamento Ovsynch foi associada a uma melhor taxa de conceção no ciclo seguinte (Martins *et al.* 2011). Mais uma vez, no grupo IV, o LCA estava presente após AI, o que foi associado a um nível mais elevado de progesterona no dia 12. No entanto, a concentração de progesterona no dia 12 após o AI para o grupo IV foi significativamente mais elevada do que para o grupo II, apesar do tratamento com GnRH no dia 6 após o cio e da presença de ACL. Isso pode ser devido à aplicação do tratamento Ovsynch no dia 6 do ciclo estral no grupo IV, que foi associado a uma progesterona mais alta antes da injeção de PGF_{2a} , melhor ovulação e melhor função secretora de CL e ACL após AI no grupo IV. Estudos anteriores de Folman *et al.* (1990) também indicaram que o aumento da progesterona sérica durante o período anterior à injeção de PGF_{2a} melhorava a fertilidade das vacas leiteiras em lactação.

No presente estudo, nenhuma das vacas concebeu no grupo I após a IA. Isso pode ter sido devido à falha na fertilização e à mortalidade embrionária precoce após a IA, que foi atribuída a várias causas de reprodução repetida. Também pode ter sido devido ao baixo nível de progesterona observado neste estudo.

Não existe informação disponível sobre o efeito da administração de uma injeção adicional de GnRH no dia 6 após o segundo tratamento com GnRH de Ovsynch sobre a taxa de conceção em vacas cruzadas reprodutoras repetidas. Os resultados do presente estudo indicaram que a administração de uma injeção adicional de GnRH no sexto dia após o segundo tratamento com GnRH de Ovsynch baseado em TAI teve uma correlação positiva com a taxa de conceção em vacas mestiças reprodutoras repetidas, bem como ajudou a elevar a concentração de progesterona sérica durante a fase lútea uma vez que a concentração mais elevada de progesterona durante a fase lútea após a administração de TAI pode ter provocado o desenvolvimento embrionário, o que, por sua vez, facilitou um efeito protetor no ambiente endócrino do útero para evitar a mortalidade embrionária precoce na altura do reconhecimento materno da gravidez em vacas mestiças de reprodução repetida. Isto está de acordo com as conclusões de Willard *et al.* (2003) que indicaram que a administração de GnRH 5 dias após a AI tendia a melhorar a taxa de gravidez em vacas leiteiras submetidas a stress térmico tratadas com Ovsynch. No entanto, Bartolomé *et al.* (2005) e Howard *et al.* (2006) não observaram qualquer melhoria da taxa de conceção em vacas leiteiras com ciclos normais quando a GnRH foi administrada 5 ou 6 dias após o AI.

É evidente, a partir da presente investigação, que o início do protocolo Ovsynch pode causar 100,00% de ovulação na primeira onda folicular DF ou num folículo grande, resultando na formação de LCA e melhorando a resposta aos tratamentos hormonais do Ovsynch em vacas de raça cruzada. Além disso, uma terceira administração de GnRH após o AI nessas vacas reprodutoras repetidas tratadas com Ovsynch pode aumentar a taxa de conceção através da formação de um corpo lúteo acessório pós-AI após TAI, contribuindo com progesterona endógena adicional.

Por conseguinte, do presente estudo pode concluir-se que o início do tratamento com Ovsynch no sexto dia do ciclo estral e a administração de uma GnRH adicional no sexto dia após a segunda GnRH do tratamento baseado em Ovsynch são benéficos em vacas mestiças de reprodução repetida e que esta técnica reprodutiva avançada pode ser utilizada como um instrumento valioso para melhorar a taxa de conceção em vacas de reprodução repetida.

CAPÍTULO - 6

RESUMO E CONCLUSÕES

Um total de 24 vacas mestiças pós-parto, aparentemente saudáveis, com paridade entre 4 e 7, com antecedentes de reprodução repetida por 3 ou mais vezes após o parto e sem qualquer anomalia palpável do trato reprodutivo, foram utilizadas no presente estudo para avaliar o efeito do protocolo TAI baseado no Ovsynch no sexto dia do ciclo estral e o efeito de uma injeção adicional de GnRH administrada seis dias após a 2ª GnRH do protocolo Ovsynch iniciado no sexto dia do ciclo estral.

O tempo médio necessário para o início do cio após a injeção de PGF2a durante o tratamento com Ovsynch nos grupos III e IV que receberam tratamento com Ovsynch e Ovsynch com GnRH foi de 48,750±0,713 e 51,472±1,989 h, respetivamente.

A duração média do cio natural em vacas cruzadas de reprodução repetida dos grupos I e II foi de 22,042±0,949 e 21,458±1,100 h, respetivamente. Mais uma vez, a duração média do cio induzido nos grupos III e IV foi registada como 21,083±0,787 e 20,070±0,863 h, respetivamente. Não houve diferença significativa entre os grupos.

No presente estudo, a percentagem de vacas mestiças repetidas que apresentaram intensidade de cio intensa, intermédia e fraca foi registada como 16,67, 50,00 e 33,33 no grupo I, 33,33, 33,33 e 33,33 no grupo II, 16,67, 66,67 e 16,67 no grupo III e 33,33, 50,00 e 16,67 no grupo IV, respetivamente.

A resposta ao cio em vacas cruzadas de reprodução repetida dos grupos III e IV foi de 100,00 por cento.

No presente estudo, a incidência de LCA após a primeira injeção de GnRH do tratamento com Ovsynch, tanto no grupo III como no IV, foi de 100,00 por cento.

Foi registada uma taxa de submissão de AI de cêntimos para os grupos III e IV que receberam tratamento com GnRH baseado em Ovsynch e Ovsynch.

A taxa de conceção em vacas cruzadas de reprodução repetida dos grupos I, II, III e IV foi registada como 0,00, 16,67, 50,00 e 50,00 por cento, respetivamente.

Centésimos por cento dos animais dos grupos II e IV que receberam tratamento com GnRH no dia 6 após o cio e tratamento com GnRH baseado em Ovsynch, respetivamente, mostraram a incidência de ACL após a injeção de GnRH, ou seja, após AI.

As concentrações médias de progesterona sérica nos grupos I e II no Al e no 12.º dia após o Al foram de 0,252±0,017, 3,171±0,295 e 0,350±0,025, 4,690±0,533 ng/ml, respetivamente.

No presente estudo, as concentrações médias de progesterona nos grupos III e IV na GnRH (dia 0), PGF2a (dia 7), TAI (dia 10) e dia 12 pós-Al foram registadas como 1.421±0,114, 3,647±0,102, 0,464±0,026, 4,132±0,087 e 1,878±0,315, 3,732±0,077, 0,358±0,011, 5,482±0,403 ng/ml, respetivamente.

Com base no estudo pré-estabelecido, concluiu-se que:

1) O início do tratamento com Ovsynch no sexto dia do ciclo estral provocou 100% de ovulação e resultou num corpo lúteo acessório em vacas mestiças de reprodução repetida.

2) Um nível mais elevado de progesterona na PGF2a devido a um corpo lúteo acessório resultou numa melhor expressão do cio e numa melhor conceção em relação à IAT.

3) Uma GnRH adicional no sexto dia após a segunda GnRH do Ovsynch também resultou em corpo lúteo acessório após a TAI, o que ajudou a superar a deficiência de progesterona em vacas mestiças de reprodução repetida.

4) O tratamento com Ovsynch iniciado no sexto dia do ciclo estral e a combinação de Ovsynch iniciada no sexto dia do ciclo com uma GnRH adicional no sexto dia após a segunda GnRH de Ovsych pareceram ser melhores do que apenas a suplementação de GnRH pós-Al em vacas mestiças de reprodução repetida.

BIBLIOGRAFIA

Ali S, Awasthi MK, Khan JR, Tiwari RP, Bhonsle D, Poyam MR (2012) Sincronização da ovulação em vacas Sahiwal pós-parto. *Indian J Anim Reprod* 33(2): 23-26

Alyas M, Razzaque WAA, Ali R, Rao MM, Kumar S, Bharadwaj HR, Hussain K (2013) Suplementação de progesterona em Ovsynch para melhorar a fertilidade em búfalas com anestro pós-parto. *International J Adv Res* 1(5): 79-82

Amle MB, Nevkar SG, Birade HS, Gaikwad SM, Ulemale AH, Bavaskar MS (2012) Effect of CIDR + Ovsynch estrus synchronization protocol on estrus response and fertility rate in crossbred cows. Simpósio Nacional sobre a abordagem do stress reprodutivo animal através de ferramentas biotecnológicas. PP 114, 21-23 de novembro de 2012. Assam, Índia

Ataman MB, Erdem H, Bulbul B, Umutlu S, Colak M (2011) O efeito da injeção de buserelina 12 dias após a inseminação em características reprodutivas seleccionadas em vacas. *Ata Vet Brno* 80: 171177

Bage R, Gustafsson H, Larsson B, Forsberg M, Rodriguez-Martinez H (2002) Repeat breeding in dairy heifers: follicular dynamics and estrous cycle characteristics in relation to sexual hormone patterns. *Theriogenology* 57: 2257-2269

Bartolome JA, Melendez P, Kelbert D, Swift K, McHale J, Harnandez J, Silvestre F, Risco CA, Arteche ACM, Thatcher WW, Archbald LF (2005) Strategic use of gonadotrophin-releasing hormone (GnRH) to increase pregnancy rate and reduce pregnancy loss in lactating dairy cows subjected to synchronization of ovulation and timed insemination. *Theriogenology* 63: 1026-1037

Bello NM, Steibel JP, Pursley JR (2006) Optimizing ovulation to first GnRH improved outcomes to each hormonal injection of Ovsynch in lactating dairy cows. *J Dairy Sci* 89: 3413-3424

Beltran MP, Vasconcelos JLM (2008) Taxa de conceção em vacas da raça Holandesa tratadas com GnRH ou hCG no quinto dia após a inseminação artificial durante o verão. *Arg Bras Med Vet Zootec* 60: 580-586

Bhat FA, Bhattacharyya HK (2012) Duração do cio e estado dos órgãos reprodutores em vacas reprodutoras repetidas. *Iranian J Applied Anim Sci* 2(3): 295-299

Bhoraniya HL, Dhami AJ, Killledar A (2012) Influência dos protocolos de sincronização do cio na fertilidade, progesterona plasmática e constituintes bioquímicos em vacas Kankrej. *Indian J Anim Reprod* 33(2): 14-18

Bhoraniya HL, Dhami AJ, Naikoo M, Parmar BC, Sarvaiya NP (2012a) Efeito dos protocolos de sincronização do cio no perfil de progesterona plasmática e na fertilidade de vacas Kankrej em anestro pós-parto. *Trop Anim Health Prod* 44: 1191-1197

Biradar S, Tandle MK, Haribabu Y, Usturge SM, Patil NA, Suranagi MD (2014) Estudo sobre a eficácia do protocolo Cosynch e Ovsynch na fertilidade em búfalas reprodutoras repetidas. *Indain J Adv Plant Res* 1(5): 1-3

Britt JS, Gaska J (1998) Comparação de dois programas de sincronização de cio num grande rebanho leiteiro em regime de confinamento. *JAVMA* 212: 210-212

Bruno RGS, Moraes JGN, Hernández-Rivera JAH, Lager KJ, Silva PRB, Scanavez ALA, Mendonça LGD, Chebel RC, Bilby TR (2014) Efeito de um protocolo Ovsynch56 iniciado em diferentes intervalos após a inseminação com ou sem uma injeção pré-sincronizadora da hormona libertadora de gonadotropina na fertilidade de vacas leiteiras em lactação. *J Dairy Sci* 97: 1-10

Burke JM, de la Sota RL, Risco CA, Staples CR, Schmitt EJP, Thatcher WW (1996) Evaluation of timed insemination using a gonadotropin-releasing hormone agonist in lactating dairy cows. *J Dairy Sci* 79: 1385-1393

Campanile G, Di Palo R, Neglia G, Vecchio D, Gasparrini B, Prandi A, Galiero G, D'Occhio MJ (2007) Função do corpo lúteo e mortilidade embrionária em búfalas tratadas com um agonista da GnRH, hCG e progesterona. *Theriogenology* 67: 1393-1398

Carabã I, Velicevici S (2013) Utilização do protocolo Ovsynch versus protocolo Cosynch em vacas leiteiras. *Ciência Animal e Biotecnologias* 46 (2): 63-65

Casida LE (1961) Present status of the repeat-breeder cows problem. *J Dairy Sci* 44(12): 2323

Celik HA, Avci G, Aydin I, Bulbul A, Bulbul T (2009) Effect of p-carotene on ovarium functions and Ovsynch success in repeat breeder cows. *Kafkas Univ Vet Fak Derg* 15(1): 87-94

Cerri RL, Rutigliano HM, Chebel RC, Santos JEP (2009) O período de dominância do folículo ovulatório influencia a qualidade do embrião em vacas leiteiras em lactação. *Reprodução* 137: 813-823

Chaikhun T, Tharasanit T, Rattanatep J, De Renis F, Techakumphu M (2010) Fertilidade de búfalas do pântano após a sincronização da ovulação pela administração sequencial de GnRH e PGF2 alfa combinada com inseminação artificial em tempo fixo. *Theriogenology* 74: 13711376

Chaudhari CF, Suthar BN, Dabas VS, Sharma VK, Vihol Priti D, Bhahmaxatri KG (2010) Characteristics of induced estrus in Kankrej heifers. *The Indian Cow: The Scientific and Economic J* 7(24): 14-17

Chaudhary AK, Panchal MT, Shah RG, Dhami AJ (2012a) Effect of Ovsynch and one shot PGF2a protocols on estrus synchronization, plasma progesterone and conception rate in cyclic crossbred cows under field conditions. Simpósio Nacional sobre Abordagem do Estresse Reprodutivo Animal através de ferramentas biotecnológicas. PP 71, 21-23 de novembro de 2012. Assam, Índia

Chaudhary AK, Panchal MT, Shah RG, Dhami AJ (2012b) Effect of Ovsynch on estrus induction, plasma progesterone and conception rate in acyclic crossbred cows under field conditions. Simpósio Nacional sobre a abordagem do stress reprodutivo animal através de ferramentas biotecnológicas. PP 72, 21-23 de novembro de 2012. Assam, Índia

Chebel RC, Santos JEP, Cerri RL, Rutigliano HM, Bruno RG (2006) Reprodução em vacas leiteiras após protocolos de pré-sincronização e ressincronização de inserções de progesterona. *J Dairy Sci* 89: 4205-4219

Cirit U, Kemal AK, Ileri IK (2007) New strategies to improve the efficacy of the Ovsynch protocol in primiparous dairy cows. *Bull Vet Inst Pulawy* 51: 47-51

Das PK, Deka KC, Biswas RK, Goswami J, Deori S (2009) Um estudo comparativo sobre o cio, o ciclo estral e os órgãos reprodutores de vacas reprodutoras repetidas. *Indian Vet J* 86: 580-581 de Araujo Berber RC, Madureira EH, Baruselli PS (2002) Comparação de dois protocolos de Ovsynch (GnRH versus LH) para inseminação em tempo fixo em búfalas *(Bubalus bubalis)*. *Theriogenology* 57: 1421-1430

DeJarnette JM, Salverson RR, Marshall CE (2001) Incidência de cio prematuro em vacas leiteiras em lactação e taxas de conceção para cios permanentes ou inseminações em tempo fixo após sincronização com GnRH e PGF$_{2a}$. *Anim Reprod Sci* 67: 27-35

Dirandeh E (2014) O início do protocolo Ovsynch no dia 6 do primeiro ciclo estral pós-parto aumentou a fertilidade em vacas leiteiras ao afetar a resposta dos ovários durante o stress térmico. *Anim Reprod Sci* doi: 10.1016/j.anireprosci.2014.07.018

Dirandeh E, Kohram H, Shahneh AZ (2009) A injeção de GnRH antes da inseminação artificial (IA) altera a dinâmica folicular em vacas Holstein iranianas. *Afr J Biotechnol* 8(15): 3672-3676

Dirandeh E, Roodbari AR, Shohreh B (2014) Efeito da injeção de GnRH nos dias 6 e 12 após a inseminação na fertilidade de vacas leiteiras Holstein durante a estação quente. *Int Adv Biol Biom Res* 2(1): 125-131

El-Zarkouny SZ (2010) Taxas de conceção para estro permanente e inseminação em tempo fixo em novilhas leiteiras sincronizadas com GnRH e PGF2a. *Turk J Vet Anim Sci* 34(3): 243-248

Ergene O (2012) Concentrações de progesterona e taxas de gravidez de vacas reprodutoras repetidas após tratamentos PRID e GnRH pós-inseminação. *Turk J Vet Anim Sci* 36(3): 283288

Ergene O (2013) Melhorar a fertilidade de vacas reprodutoras repetidas através da sincronização do cio: comparação dos protocolos PRID + PGF2ALFA + GnRH e GnRH + PGF2ALFA + GnRH. *Artigos Científicos Série D Ciência Animal* 56: 172-174

Folman Y, Kaim M, Herz Z, Rosenberg M (1990) Comparison of methods for the synchronization of estrous cycles in dairy cows. 2. Efeitos da progesterona e da paridade na conceção. *J Dairy Sci* 73: 2817-2825

Foster JP, Lamming GE, Peters AR (1980) Short-term relationships between plasma LH, FSH and progesterone concentrations in post-partum dairy cows and the effect of GnRH injection. *J Reprod Fertil* 59: 321-327

Francos G, Davidson M, Mayer E (1977) The influence of some nutritional factors on the incidence of the repeat breeder syndrome in high producing herds. *Theriogenology* 7: 105-111

Gabor G, Kastelic JP, Pinter S, Szasz F, Azigeti E, Solymosi (2002) Improving reproductive performance in lactating dairy cows by synchronizing ovulation or inducing estrus. *Ata Veterina Hungarica* 50(2): 231-243

Gaja AO, Hamana K, Kubota C, Kojima T (2008) Avaliação de uma terceira injeção de GnRH administrada seis dias após a segunda injeção de GnRH de Ovsynch no desempenho reprodutivo de vacas pretas japonesas. *J Vet Sci* 9(3): 273-279

Geary TW, Whittier JC (1998) Effects of a timed insemination following synchronization of ovulation using the Ovsynch or Co-synch protocol in beef cows. *The Professional Animal Scientist* 14: 217-220

Gupta V, Shukla MK, Shukla SN, Gupta KK (2014) Eficácia do protocolo Ovsynch e Ovsynch modificado na taxa de conceção em gatas reprodutoras repetidas. Simpósio nacional sobre biotecnologias de reprodução de fronteira para melhorar a fertilidade e a fecundidade dos animais: Global Perspective. PP 150-151, 8-10 de janeiro de 2014. Nagpur, Índia

Hafez B, Hafez ESE (2000) Reproduction in farm animals, 7th edn. Gopsons Paper Ltd, Noida

Hammam AMM, Hussein MM, Hussein AAEF, Zaki MS, Ali AH, Amer HA (2012) Farmacodinâmica da hormona libertadora de gonadotrofinas (Receptal®) e da prostaglandina (Estrumate®) na atividade ovárica, no quadro hematológico e em algumas hormonas esteróides de vacas durante a época de verão. *Life Sci J* 9(4): 2349-2355

Howard JM, Manzo R, Dalton JC, Frago F, Ahmadzadeh A (2006) Conception rates and serum progesterone concentration in dairy cattle administered gonadotropin releasing hormone 5 days after artificial insemination. *Anim Reprod Sci* 95: 224-233

Jaswal RS, Singh M (2013) O efeito da administração de análogo da hormona libertadora de gonadotropina no estro ou durante a fase lútea no desempenho reprodutivo de vacas leiteiras mantidas em clima subtemperado. *Iranian J Vet Res, Shiraz University* 14(1): 57-60

Kasimanickam R, Cornwell JM, Nebel RL (2005) Fertilidade após IA em tempo fixo ou inseminação no cio observado nos programas Ovsynch e Heatsynch em vacas leiteiras em lactação. *Theriogenology* 63: 2550-2559

Kawate N, Itami T, Choushi T, Saitoh T, Wada T, Matsuoka K, Uenaka K, Tanaka N, Yamanaka A, Sakase M, Tamada H, Inaba T, Sawada T (2004) Improved conception in timed-artificial insemination using a progesterone-releasing device and Ovsynch protocol in postpartum suckled Japanese Black beef cows. *Theriogenology* 61: 399-406

Kaygusuzoglu E, Yildiz H, Kaya M, Cenesiz M (2010) Effects of GnRH administered 7 days after insemination on serum progesterone, luteinizing hormone and duration estrous cycle with pregnancy rates in heifers. *J Anim Vet Adv* 9(9): 1400-1405

Keith BR, Leslie KE, Johnson WH, Walton JS (2005) Effect of presynchronization using prostaglandin F2a and a milk-ejection test on pregnancy rate after the timed artificial insemination protocol, Ovsynch. *Theriogenology* 63: 722-738

Kerbler TL, Buhr MM, Jordan LT, Leslie KE, Walton JS (1997) Relationship between maternal plasma progesterone concentration and interferon-tau synthesis by the conceptus in cattle. *Theriogenology* 47: 703-714

Keskin A, Gumen A, Mecitoglu GY, Karakaya E, Tasdemir U, Celik Y, Okut H (2010) The progesterone based Ovsynch protocol and GnRH treatment after artificial insemination on conception rate in repeat breeder cows. *Uludag Univ J Fac Vet Med* 29(2): 65-70

Khoramian B, Farzaneh N, Talebhhan MG, Mohri M (2011) Comparação dos efeitos da hormona libertadora de gonadotropina, da gonadotropina coriónica humana ou da progesterona na gravidez por inseminação artificial em vacas leiteiras de raça repetida. *Investigação em ciências veterinárias* 90: 312-315

Kim IH, Suh GH, Son DS (2003) Um protocolo de IA temporizada à base de progesterona previne mais eficazmente o cio prematuro e a regressão lútea incompleta do que um protocolo Ovsynch em vacas Holstein em lactação. *Theriogenology* 60: 809-817

Krishanakumar K, Chandrahasan C (2012) Efeito do agonista de GnRH em diferentes fases do ciclo de estro induzido por PGF2a em vacas reprodutoras repetidas. *Indian J Anim Reprod* 33(2): 10-13

Krishnakumar K, Senthilkumar P, Anitha B, Elanthalir P, Chandrahasan C (2008) Utilização de placentrex para aumentar a fertilidade em vacas cruzadas de reprodução repetida. *Indian J Anim Reprod* 29: 192

Kulasekar K, Ranagasamy S, Satheshkumar S, Sathiamoorthy T (2012) Indução de corpo lúteo acessório usando GnRH e taxa de fertilidade em vacas reprodutoras repetidas. Simpósio Nacional sobre a abordagem do stress reprodutivo animal através de ferramentas biotecnológicas. PP 90, 21-23 de novembro de 2012. Assam, Índia

Kundalkar AD, Ingawale MV, Pawshe MD, Talokar SS (2014) Eficácia dos protocolos de sincronização de cio Ovsynch e CIDR em búfalas com anestro. Simpósio nacional sobre Biotecnologia de Reprodução de Fronteira para Melhorar a Fertilidade e Fecundidade Animal: Perspetiva Global. PP 142, 8-10 de janeiro de 2014. Nagpur, Índia

Lopez-Gatius F, Santolaria P, Martino A, Delatang F, De Renis F (2006) The effect of GnRH treatment at the time of AI and 12 days later on reproductive performance of high producing dairy cows during the warm season in northeastern Spain. *Theriogenology* 65: 820-830

Mann GE, Lamming GE, Fray MD (1995) Plasma oestradiol and progesterone during early pregnancy in the cow and the effect of treatment with buserelin. *Anim Reprod Sci* 37: 121131

Martins JNP, Policelli RK, Neuder LM, Raphael W, Pursley JR (2011) Efeitos do cloprostenol sódico na prostaglandina F-2 alfa final do Ovsynch na luteólise completa e na prenhez por inseminação artificial em vacas leiteiras em lactação. *J Dairy Sci* 94: 2815-2824

Mehni SB, Shabankareh HK, Kazemi-Bonchenari M, Eghbali M (2012) A comparação do tratamento de vacas leiteiras Holstein com progesterona, CIDR e GnRH após a inseminação na progesterona sérica e nas taxas de gravidez. *Reprod Dom Anim* 47: 131-134

More RM, Patil AD, Kumbhar UB, Mugale RR (2014) Melhoria da fertilidade em vacas Deoni de reprodução repetida utilizando terapias hormonais em condições de campo. Simpósio nacional sobre biotecnologias de reprodução de fronteira para melhorar a fertilidade e a fecundidade dos animais: Perspetiva Global. PP 133, 8-10 de janeiro de 2014. Nagpur, Índia

Moreira F, de la Sota RL, Diaz T, Thatcher WW (2000) Effect of day of the estrous cycle at the initiation of a timed artificial insemination protocol on reproductive responses in dairy heifers. *J Anim Sci* 78: 1568-1576

Navrange PP, Ingawale MV, Pawshe CH, Deshmukh SG, Munde VK (2012) Eficácia do protocolo Ovsynch para aumentar a fertilidade em búfalas em condições de campo. *Indian J Field Vet* 8(1): 38-40

Nevkar SG, Amle MB, Birade HS, Gaikwad SM, Ulemale AH, Yadav MM (2012) Resposta ao estro e taxa de fertilidade em vacas cruzadas com estro induzido sincronizadas com o protocolo Ovsynch. Simpósio Nacional sobre Abordagem de Estresses Reprodutivos Animais através de ferramentas biotecnológicas. PP 126, 21-23 de novembro de 2012. Assam, Índia

Patel KR, Dhami AJ, Hadiya KK, Savalia KK, Sarvaiya NP (2014) Effect of CIDR and Ovsynch protocols on estrus response, fertility and plasma progesterone and biochemical profile in true anestrus crossbred cows. Simpósio nacional sobre Biotecnologias de Reprodução de Fronteira para Melhorar a Fertilidade e Fecundidade Animal: Perspetiva global. PP 120121, 8-10 de janeiro de 2014. Nagpur, Índia

Peters AR, Drew SB, Mann GE, Lamming GE, Beck NF (1992) Experimental and practical approaches to the establishment and maintenance of pregnancy. *J Pharmacol* 43(4): 143152

Prescott RE, Silcox RW, Byerley DJ, Caudle AB, Kiser TE (1992) Effect of GnRH on the dominant follicle of the first follicular wave in beef cows. *J Anim Sci* 70 (Suppl): 254 abstr

Pursley JR, Kosorok MR, Wlitbank MC (1997a) Reproductive management of lactating dairy cows using synchronization of ovulation. *J Dairy Sci* 80: 301-306

Pursley JR, Mee MO, Wiltbank MC (1995) Synchronization of ovulation in dairy cows using PGF2a and GnRH. *Theriogenology* 44: 915-923

Pursley JR, Wiltbank MC, Stevenson JS, Ottobre JS, Garverick HA, Anderson LL (1997b) Pregnancy rates per artificial insemination for cows and heifers inseminated at a synchronized ovulation or synchronized estrus. *J Dairy Sci* 80: 295-300

Pursley R, Martins JP (2011) Enhancing fertility of lactating dairy cows (Melhorar a fertilidade das vacas leiteiras em lactação). *Michigan Dairy Review* 16(2)

Rajagopal K, Veerabramhaiah K, Naidu S, Rao VV, Kumar RVS (2011) Effect of synchronization protocols on serum cholesterol concentration and pregnancy rate in repeat breeder crossbred cows. *Theriogenology Insight* 1(2): 79-82

Ramana KV, Rao KS, Supriya K, Rajanna N (2013) Effect of prostaglandin on estrus response and conception rate in lactating ongole cows. *Vet World* 6(7): 413-415

Rao R (1997) Reproductive disorders in Indian livestock. Conselho Indiano de Investigação Agrícola, Nova Deli, pp 51

Rao SV, Rao AR (1981) Estrous behaviour and ovarian activity of crossbred heifers. *Indian Vet J* 58: 881-884

Ravikumar BP, Krishnaswamy A, Devaraj M, Chandrashekarmurthy V, Sridharbhat N, Ramachandra (2014) Efeito do tratamento com ocitocina e prostaglandinas em vacas com síndrome de reprodução repetida com cio espontâneo e Ovsynch. Simpósio nacional sobre biotecnologias de reprodução de fronteira para melhorar a fertilidade e a fecundidade dos animais: Perspetiva global. PP 136-137, 8-10 de janeiro de 2014. Nagpur, Índia

Ravikumar K, Asokan SA, Veerapandian C (2005) Inclusion of CIDR in ovsynch protocol to improve fertility in postpartum subestrus buffaloes. *Indian J Anim Reprod* 26(2): 149-152

Roberts SJ (1971) Veterinary obstetrics and genital disease, 2nd edn. Scientific Book Agency, Calcutá

Rosenberg M, Kaim M, Herz Z, Folman Y (1990) Comparison of methods for the synchronization of estrous cycles in dairy cows. 1. Effects on plasma progesterone and manifestation of estrus. *J Dairy Sci* 73: 2807-2816

Roy KS, Prakash BS (2009) Changes in endocrine profiles during Ovsynch and Ovsynch plus norprolac treatment in Murrah buffalo heifers at hot summer season. *Trop Anim health Prod* 41: 677-687

Rusbridge SM, Bramley TA, Webb R (1992) A comparison of GnRH-induced corpora lutea and spontaneously formed CL in heifers. *J Reprod Fertil Abstr Series* 9: 33

Satheshkumar S, Palanisamy A, Ramadass P, Subramanian A, Kathiresan D (2008) Sincronização da onda folicular com agonista de GnRH em vacas mestiças de Jersey. *Indian J Anim Reprod* 29(2): 154-158

Satheshkumar S, Subramanian A, Devanathan TG, Kathiresan D, Veerapandian C, Palanisamy A (2012) Follicular and endocrinological turnover associated with GnRH induced follicular wave synchronization in Indian crossbred cows. *Theriogenology* 77: 1144-1150

Sathiamoorthy T, Subramanian A (2003) Effect of GnRH and PGF_{2a} combination on fixed-time breeding and fertility in diary cows. *Indian Vet J* 80: 543-546

Savalia KK, Dhami AJ, Hadiya KK, Patel KR, Sarvaiya NP (2014) Influência das técnicas de reprodução controlada na fertilidade e no perfil plasmático de progesterona, proteína e colesterol em búfalas com anestro verdadeiro e reprodução repetida. *Mundo Veterinário* 7(9): 727-732

Sawarkar PP, Pawshe CH, Ingawale MV, Deshmukh SG (2014) Efeito do suplemento de GnRH na fase lútea média sobre a taxa de conceção em búfalas sincronizadas com o cio. Simpósio nacional sobre biotecnologias de reprodução de fronteira para melhorar a fertilidade e a fecundidade animal: Perspetiva Global. PP 143, 8-10 de janeiro de 2014. Nagpur, Índia

Schmitt EJ, Diaz T, Barros CM, de La Sota RL, Drost M, Fredriksson EW, Staples CR, Thorner R, Thatcher WW (1996) Differential response of the luteal phase and fertility in cattle following ovulation of the first-wave follicle with human chorionic gonadotropin or antagonist of gonadotropin-releasing hormone. *J Anim Sci* 74: 1074-1083

Selvaraju M (2011) Repeat breeding syndrome in cows: Conceitos terapêuticos actuais. Lap Lambert Academic Publishing, OmniScriptum GmbH & Co., Alemanha

Selvaraju M, Veerapandian C, Kathiresan D, Kulasekar K, Chandrahasan C (2009) Pattern of estrous, estrous cycle length and fertility rate following synchromate-B treatment in repeat breeder cows. *Indian J Anim Reprod* 30(1): 22-25

Shelton K, Gayerie De Abreu MF, Hunter MG, Parkinson TJ, Lamming GE (1990) Luteal inadequacy during the early luteal phase of subfertile cows. *Journal of Reproduction and Fertility* 90: 1-10

Silcox RW, Powell KL, Pursley JR, Wiltbank MC (1995) Use of GnRH to synchronize ovulation in Holstein cows and heifers treated with GnRH and prostaglandin. *Theriogenology* 43: 325 abstr

Singh KP, Singh B, Singh SV, Singh JP, Singh P, Singh HN (2014) Eficácia das intervenções hormonais na taxa de conceção de vacas mestiças de reprodução repetida. *Indian Vet J* 91(02): 34-35

Snedecor GW, Cochran WG (1994) Statistical methods, 8th edn. Iowa State University Press, EUA

Sterry RA, Silva E, Kolb D, Fricke PM (2009) Tratamento estratégico de vacas leiteiras anovulares com GnRH. *Theriogenology* 71: 534-542

Sterry RA, Welle ML, Fricke PM (2006) Treatment with Gonadotropin-Releasing Hormone after first artificial insemination improves fertility in noncycling lactating dairy cows. *J Dairy Sci* 89: 4237-

Stevenson JS, Call EP, Scoby RK, Phatak AP (1990) Double insemination and gonadotropinreleasing hormone treatment of repeat breeding cattle. *J. Dairy Sci* 73: 1766-1772

Stevenson JS, Kobayashi Y, Thompsom KE (1999) Reproductive performance of dairy cows in various programmed breeding systems including Ovsynch and combinations of Gonadotropin-releasing hormone and Prostaglandin F_{2a} . *J Dairy Sci* 82: 506-515

Stevenson JS, Phatak AP, Rettmer I, Stewart RE (1993) Post insemination administration of receptal: follicular dynamics, duration of cycle, hormonal response, and pregnancy rates. *J Dairy Sci* 76: 2536-2547

Thorat K, Patil AD, Kumbhar UB, Ghoke SS (2012) Comparative efficacy of Ovsynch and selectsynch protocol for improvement of fertility in post partum anestrus Marathwadi buffaloes. Simpósio Nacional sobre a abordagem do stress reprodutivo animal através de ferramentas biotecnológicas. PP 38, 21-23 de novembro de 2012. Assam, Índia

Umpapol H, Vajrabukka C, Jitrajug T, Songvicha C, Tainglum S, Sirikul W (2010) Aplicação da administração de GnRH na inseminação artificial pós-estro sincronizado em novilhas e vacas leiteiras por indução de PGF2a na taxa de conceção na cooperativa leiteira de Phupan, província de Sakol-Nakon, Tailândia. *Pak j Nutr* 9(6): 594-599

Vadhanakul N, Chankrachang A, Suthikrai W, Hongyuntarachai K (2008) Progesterone profiles and conception of dairy cattle administered with gonadotropin releasing hormone in luteal phase post inseminations. *J Mahanakorn Vet Med* 3(1): 46-55

Vasconcelos JLM, Silcox RW, Rosa GJM, Pursley JR, Wiltbank MC. (1999) Synchronization rate, size of the ovulatory follicle, and pregnancy rate after synchronization of ovulation beginning on different days of the estrous cycle in lactating dairy cows. *Theriogenology* 52: 1067-1078

Velladurai C, Napolean RE, Selvaraju M, Doraisamy KA (2014) Padrão de cio induzido e taxa de conceção após o programa Ovsynch em vacas leiteiras pós-parto. *Indian J field Vet* 10(2): 23-25

Vijayarajan A, Chandrahasan C, Napolean RE (2009) Efficacy of gonadotropin releasing hormone and prostaglandin F2a in repeat breeding buffaloes. *Indian Vet J* 86: 368-370

Vijayarajan A, Chandrahasan C, Napolean RE (2009a) Effect of Ovsynch on pregnancy rate in crossbred heifers. *Indian J Field Vet* 5(1): 52-53

Vijayarajan A, Chandrahasan C, Napolean RE (2009b) Synchronization of ovulation in repeat breeding crossbred cows. *Indian J Field Vet* 5(1): 57-58

Vinitchaikul P, Utsahachant T, Suriyasathaporn W (2007) The effect of GnRH at day 5 and day 11 post AI on conception rate in dairy cows with heat stress. Procedimentos, 15º congresso da FAVA, Simpósio Conjunto FAVA-OIE sobre Doenças Emergentes. PP 249-52, 27-30 de outubro de 2007. Banguecoque, Tailândia

Watane TM, Sahatpure SK, Gawande AP, Banubakode SB, Karahe D (2014) Indução de corpo lúteo acessório usando GnRH e hormona hCG para aumentar a taxa de conceção em vacas cruzadas de reprodução repetida. Simpósio nacional sobre biotecnologias de reprodução de fronteira para melhorar a fertilidade e a fecundidade dos animais: Perspetiva Global. PP 169, 8-10 de janeiro de 2014. Nagpur, Índia

Wiebold JL (1988) Embronic mortality and the uterine environment in first service lactating dairy cows. *Journal of Reproduction and Fertility* 84: 393-399

Willard S, Gancy S, Bowers S, Graves K, Elias A, Whinsnant C (2003) The effects of GnRH administration post insemination on serum concentrations of progesterone and pregnancy rates in dairy cattle exposed to mild summer heat stress. *Theriogenology* 59: 1799-1810

Wiltbank MC, Souza AH, Giordano JO, Nascimento AB, Vasconcelos JM, Pereira MHC, Frick PM, Surius RS, Zinsly FCS, Carvalho PD, Bender RW, Sartori R (2012) Efeitos positivos e negativos da progesterona durante protocolos de IA cronometrada em bovinos leiteiros em lactação. *Anim Reprod* 9(3): 231-241

Yamada K, Nakao T, Mihara N (1999) Synchronization of ovulation and fixed-time insemination for improvement of conception rate in dairy herds with poor estrus detection efficiency. *J Reprod Dev* 45(1): 51-55

Yildiz H, Kaygusuzoglu E, Kaya M, Qenesiz M (2009) Effect of post-mating GnRH treatment on serum progesterone, luteinizing hormone levels, duration of estrous cycle and pregnancy rates in cows. *Pakistan Vet J* 29(3): 110-114

Yilmazbas-Mecitoglu G, Gumen A, Tasdem U, r^2 , Keskin A, Karakaya E, Alkan A, Okut H (2012) Improving conception rate in lactating dairy cows by using modified Ovsynch protocol during summer. *J Biol Environ Sci* 6(18): 207-212

Zemjanis R (1963) The problem of repeat breeding in cattle. Trabalho mimeografado apresentado na New England vet. Reunião

APÊNDICE

Estimativa da progesterona sérica:

Armazenamento:

Todos os componentes do kit ELISA para progesterona (Enzo Life Sciences®) mantiveram-se estáveis a 4 °C até ao fim do prazo de validade do kit.

Sensibilidade: 8,57 pg/ml.

Manuseamento de amostras:

O kit ELISA para progesterona foi compatível com amostras de progesterona numa vasta gama de matrizes. As amostras suficientemente diluídas no tampão de ensaio podem ser lidas diretamente a partir da curva padrão. O kit incluía o reagente de substituição de esteróides, que era adicionado a amostras de soro que continham proteínas de ligação a esteróides. O reagente de deslocamento de esteróides dissociava o esteroide da proteína de ligação, permitindo a sua deteção pelo ensaio. O reagente de deslocamento de esteróides foi utilizado para tratar as amostras adequadas da seguinte forma: uma parte de reagente de deslocamento de esteróides por 99 partes de amostras. Uma vez adicionado o Reagente de Deslocamento de Esteróides às amostras puras, agitou-se brevemente a amostra em vórtice, deixou-se repousar durante 5 minutos e depois procedeu-se à diluição da amostra.

Preparação de reagentes:

1. Progesterona padrão:

Deixar a solução padrão de progesterona 100.000 pg/ml aquecer até à temperatura ambiente. Rotular seis tubos de vidro de 12 x 75 mm #1 a #6. Pipetou 2 ml de diluentes padrão (tampão de ensaio) para o tubo #1. Pipetou 500 µl de diluentes padrão para os tubos #2 a #6. Remover 10 pl de diluentes do tubo #1. Adicionou 10 µl de padrão de 100.000 pg/ml ao tubo #1. Agitar bem em vórtice. Adicionar 500 µl do tubo #1 ao tubo #2 e agitar bem em vortex. Adicionar 500 µl do tubo #2 ao tubo #3 e agitar em vortex. Continuar este procedimento para os tubos #4 a #6.

A concentração de progesterona nos tubos #1 a #6 foi de 500, 250, 125, 62,5, 31,25 e 15,62 pg/ml, respetivamente.

2. Tampão de lavagem:

Preparou o tampão de lavagem diluindo 5 ml do concentrado fornecido com 95 ml de água desionizada. Este foi armazenado à temperatura ambiente até ao fim do prazo de validade do kit ou durante 3 meses.

Procedimento de ensaio:

Todos os reagentes foram colocados à temperatura ambiente durante pelo menos 30 minutos antes de serem abertos.

Todos os padrões e amostras foram efectuados em duplicado.

1. Consultar a Folha de Esquema do Ensaio para determinar os poços a utilizar e voltar a colocar os poços restantes com o dessecante na bolsa e selar o Ziploc. Armazenar os poços não utilizados a 4°C.

2. Pipetar 100 µl de diluentes padrão (tampão de ensaio) para os poços NSB e Bo (0 pg/ml padrão).

3. Pipetar 100 µl de Standard #1 a #6 para os poços adequados.

4. Pipetar 100 µl das amostras para os poços adequados.

5. Pipetar 50 µl de tampão de ensaio para os poços NSB.

6. Pipetar 50 µl de conjugado azul para cada poço, exceto para os poços de atividade total (TA) e de branco.

7. Pipetar 50 µl de Solução de Anticorpo amarela para cada poço, exceto para os poços Branco, TA e NSB.

Nota: Todos os poços utilizados eram de cor verde, exceto os poços NSB que eram azuis. Os poços Blank e TA estavam vazios nesta altura e não tinham cor.

8. Bater suavemente na placa para misturar. Incubar a placa à temperatura ambiente num agitador de placas durante 2 horas a ~500 rpm. A placa foi coberta com o selo de placa fornecido.

9. No final da primeira incubação, esvaziar o conteúdo dos poços e lavar, adicionando 400 µl de solução de lavagem a cada poço. Repetir a lavagem mais 2 vezes para um total de 3 lavagens.

10. Após a lavagem final, esvaziar ou aspirar os poços e bater firmemente com a placa numa toalha de papel que não largue pêlos para remover qualquer tampão de lavagem restante.

11. Adicionar 5 µl do conjugado azul aos poços TA.

12. Adicionar 200 µl da solução de substrato pNpp a cada poço. Incubar à temperatura ambiente durante 45 minutos sem agitação.

13. Adicionar 50 µl de solução de paragem a cada poço. Isto parou a reação e a placa foi lida

imediatamente.

14. Colocar o leitor de placas em branco em relação aos alvéolos brancos e ler a densidade ótica a 405 nm.

Cálculo dos resultados:

A concentração de progesterona foi calculada do seguinte modo

1. Calcular o limite médio da densidade ótica (DO) líquida para cada padrão e amostra, subtraindo a DO média do NSB do limite médio da DO:

   OD líquido médio = OD médio - OD NSB

2. Calcular a ligação de cada par de poços padrão como percentagem dos poços de ligação máxima (Bo), utilizando a seguinte fórmula:

   Percentagem de limite = DO líquido / DO líquido Bo x 100

3. Representou graficamente os pontos de dados e a linha de melhor ajuste através dos pontos. A concentração de progesterona nas incógnitas foi determinada por interpolação.

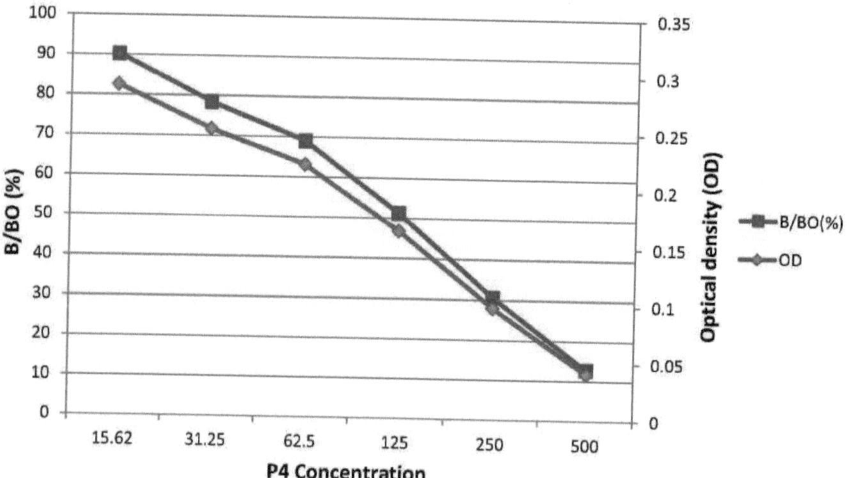

Fig. 8.1 A curva padrão típica para o cálculo da concentração de progesterona

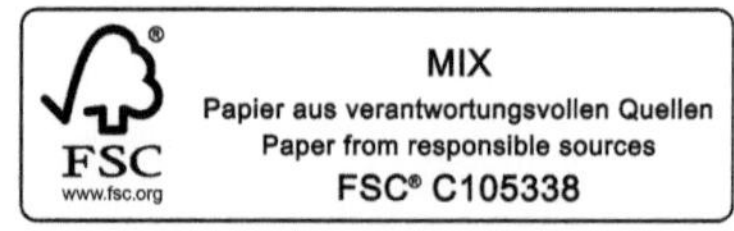

Printed by Books on Demand GmbH, Norderstedt / Germany